Konfliktbearbeitung in der häuslichen Pflege

Über die Autorin:

Mag. Doris Weiß
ist Mediatorin, Systemischer Coach, Diplomierte Lebens- und Sozialberaterin
und hat langjährige Erfahrungen im Human Resources Management (HRM)

Ihre Arbeitsschwerpunkte sind **Coaching | Mediation | Prävention** unter
anderem bei:
* Stress/Burnout
* Loslassen, Verlust und Trauer
* Konfliktbearbeitung im Privatbereich und in Unternehmen
* Neubeginn- oder Umgestaltungsphasen
* Persönlichkeitsentwicklung
* Changemanagement oder Umstrukturierungsmaßnahmen

Die Selbsterfahrung der unterschiedlichen Herausforderungen und Belastungen während der häuslichen Pflege ihres geliebten krebskranken Vaters bis zu
seinem Tod im Jahr 2010 motivierte sie, sich diesem wichtigen Thema der
Konfliktbearbeitung in der häuslichen Pflege als Diplomarbeit zu widmen.

Kontakt: www.win3loesungen.at

Doris Weiß

KONFLIKTBEARBEITUNG HÄUSLICHE PFLEGE
Welche Angebote gibt es und wie werden sie genutzt?
Eine wissenschaftliche Studie.

Konflikt-/Spannungsfelder und
mögliche Bearbeitungsmethoden

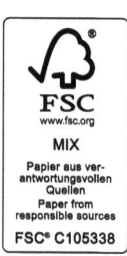

Bibliografische Information der Deutschen Nationalbibliothek:
Die Deutsche Nationalbibliothek verzeichnet diese Publikation in der Deutschen Nationalbibliografie; detaillierte bibliografische Daten sind im Internet über http://dnb.dnb.de abrufbar.

© 2016 Autorin/Rechteinhaberin: Mag. Doris Weiß
Illustration: Mag. Doris Weiß
      Bild: 2015 USA/Antelope Canyon (Auswahlgedanke: Hoffnung)

Herstellung und Verlag: BoD – Books on Demand, Norderstedt

ISBN: 978-3-8391-0476-7

INHALT

ABKÜRZUNGSVERZEICHNIS..1

1. EINLEITUNG 2

   1.1.   Problemstellung...5

   1.2.   Ziel und Zweck der Arbeit..7

   1.3.   Hypothese 9

   1.4.   Aufbau der Arbeit..10

2. BEGRIFFLICHKEITEN..12

   1.1   Pflege/häusliche Pflege...12

   2.1.   Konflikt/Spannungsfeld/Überforderung/Prob-lem..................17

   2.2.   Konfliktbearbeitung/Konfliktlösung/Konflikt-regelung............23

   2.3.   Bedarf/Bedürfnis...27

3. ZUR SITUATION DER HÄUSLICHEN PFLEGE IN ÖSTERREICH.................32

   3.1.   Allgemeines zu Pflege:..32

   3.1.1.   Pflegebedürftigkeit...34

   3.1.2.   Pflegegeld und Pflegestufen...39

   3.2.   Betreuung/Versorgung von Pflegebedürftigen in Österreich....41

   3.2.1.   Stationäre Betreuung und Pflege....................................41

   3.2.2.   Teilstationäre Betreuung und Pflege...............................44

   3.2.3.   Extramurale Betreuung und Pflege..................................46

   3.3.   Weitere Unterstützungsmöglichkeiten für pflegende Angehörige 51

   3.3.1.   Zeitliche Unterstützung – arbeitsrechtliche Möglichkeiten.......51

   3.3.2.   Finanzielle Unterstützung...53

4. KONFLIKTE UND SPANNUNGSFELDER IM PFLEGEBEREICH...................56

   4.1.   Intrapersonaler Bereich 56

   4.1.1.   Pflegebedürftige/Pflegende...57

   4.1.2.   Loslassen/Abschied nehmen...58

   4.1.3.   Überforderung/fehlende Selbstachtung 59

   4.1.4.   Pflichtgefühl/Schuldgefühl...61

   4.2.   Innerhalb der Familie/des sozialen Umfelds......................65

   4.2.1.   Pflichten/Aufgabenverteilung der Familienangehörige..........66

4.2.2. Soziale Verantwortung – Pflege als Frauensache 68

4.2.3. Rollenkonflikt 69

4.2.4. Fremd-/Heimunterbringung 72

4.2.5. Anspruch auf Erbe/finanzielle Belastung 73

4.2.6. Latente Konflikte aus der Vergangenheit 75

4.2.7. Persönlichkeitsveränderung 76

4.2.8. Täter/Opfer – Konflikt als Misshandlung, Aggression oder Gewalt 77

4.2.9. Ausgleich von Geben und Nehmen 79

4.3. Interdisziplinäre Zusammenarbeit 80

4.3.1. Pflegende/Pflegebedürftige – Medizinbereich 80

4.3.2. Mobile Pflege/24-Stunden-Betreuung 83

4.3.3. Zusammenarbeit der Professionisten 85

4.3.4. Unterschiedliche Ansichten über die Befähigung und Tätigkeit von 24-Stunden-Betreuern: 86

5. METHODEN ZUR KONFLIKTBEARBEITUNG 88

5.1. Präventive Maßnahmen 88

5.1.1. Schulungen/Kompetenzaneignung 88

5.1.1.1. Inhalts- und Beziehungsaspekte der Kommunikation 89

5.1.1.2. Gewaltfreie Kommunikation – GFK 91

5.1.1.3. Türöffner und Killerphrasen 92

5.1.2. Sozialer Hilfsdienst/MiA-Begleiter: 94

5.1.3. Das Angehörigengespräch 96

5.1.4. Entlassungsmanagement/Übergangspflege/ Case-Manager 97

5.1.5. Anlaufstellen/Informationsplattformen 100

5.2. Im Akutfall 102

5.2.1. Mediation 102

5.2.1.1. Mediationsprozess 103

5.2.1.2. Aufgaben des Mediators 106

5.2.1.3. Vorteile/Nutzen und Auswirkungen 107

5.2.2. Systemisches Coaching/Aufstellungsarbeit 108

5.2.2.1. Ablauf/Prozess der Aufstellungsarbeit 108

5.2.2.2.   Aufgabe Systemischer Begleiter/Therapeut/Berater............111

5.2.2.3.   Vorteile/Nutzen und Auswirkungen...................................111

5.2.3.   Weitere Angebote zur Konfliktbearbeitung........................112

5.3.   Im Nachgang 115

6. EMPIRIE 119

6.1.   Rechtfertigung der Forschungsmethode 119

6.2.   Fragebogen..122

6.2.1.   Zielgruppe und Beschreibung der Stichprobe.....................122

6.2.2.   Durchführung der Befragung 128

6.2.3.   Auswertung..129

6.2.3.1.   Frage 1: 130

6.2.3.2.   Frage 2: 130

6.2.3.3.   Frage 3: 131

6.2.3.4.   Frage 4: 132

6.2.3.5.   Frage 5: 133

6.2.3.6.   Frage 6: 135

6.2.3.7.   Frage 7: 137

6.2.3.8.   Frage 8: 144

6.2.3.9.   Frage 9: 146

6.2.4.   Zusammenfassung der Ergebnisse 149

6.3.   Experteninterviews 151

6.3.1.   Zielgruppe 152

6.3.2.   Durchführung 154

6.3.3.   Auswertung..154

6.3.3.1.   Tabellarische Darstellung der Ergebnisse 154

6.3.3.2.   Detailanalyse der Interviewfragen....................................161

6.3.3.2.1. Frage 1..161

6.3.3.2.2. Frage 2..161

6.3.3.2.3. Frage 3..164

6.3.3.2.4. Frage 4..165

6.3.3.2.5. Frage 5..166

6.3.3.2.6. Frage 5a:...167

6.3.3.2.1. Frage 6 168

6.3.3.2.2. Frage 7 168

6.3.4.   Zusammenfassung der Ergebnisse 169

7. FAZIT 171

7.1.   Zusammenfassung/Schlussfolgerungen 171

7.2.   Maßnahmen/Empfehlungen 175

ABBILDUNGSVERZEICHNIS 181

TABELLENVERZEICHNIS: 183

LITERATURVERZEICHNIS 184

ANHANG 194

ABKÜRZUNGSVERZEICHNIS

ÄrzteG	Ärztegesetz
BIP	Bruttoinlandsprodukt
BPGG	Bundespflegegeldgesetz
DBfK	Deutscher Berufsverband für Pflegeberufe
DGKS	Diplomierte Gesundheits- und Krankenpfleger
FSBA	Fach- und Diplom-Sozialbetreuer für Altenarbeit
GewO	Gewerbeordnung
GuKG	Gesundheits- und Krankenpflegegesetz
GFK	Gewaltfreie Kommunikation
HbeG	Hausbetreuungsgesetz
ICN	International Council of Nurses
WHO	Weltgesundheitsorganisation
LSB	Lebens- und Sozialberater
MiA-Begleiter	mit Angehörigen Begleiter
NaMaR	Netzwerk für ältere Menschen im alpenländischen Raum
NLP	Neurolinguistisches Programmieren
SALK	Salzburger Landeskliniken
SVA	Sozialversicherungsanstalt
SySt	Systemische Strukturaufstellung
WKO	Wirtschaftskammer Österreich

1. EINLEITUNG

Die in den nächsten Jahrzehnten auf uns zukommenden Herausforderungen im Bereich der Gesundheits- und Krankenpflege finden bereits seit geraumer Zeit Platz in den Medien und öffentlichen Diskussionen. Der medizinisch-technische Fortschritt und die daraus resultierende bessere Versorgung während und nach einem Krankheitsfall ermöglicht es der Bevölkerung, – zumindest in den westlichen Ländern – immer älter zu werden, in anderen Worten: Die Allgemeinheit erfreut sich einer steigenden Lebenserwartung. Diese liegt aktuell laut Österreichischer Gesundheitsbefragung 2006/2007, durchgeführt im Auftrag des Bundesministeriums für Gesundheit, für Frauen bei 82,7 Jahren und für Männer bei 77,1 Jahren. Als Begleiterscheinung ergibt sich daraus bei älteren Personen eine vermehrte Hilfs- und Pflegebedürftigkeit. In Österreich haben über 80% der Pflegegeldbezieher bereits das 60. Lebensjahr erreicht oder überschritten.[1]

Aufgrund des verbesserten Angebots im Pflege- und Krankheitsfall wachsen auch die Erwartungen bezüglich der Gesundheitsversorgung der Bevölkerung. Jeder Einzelne möchte im Bedarfsfall in den Genuss der bestmöglichen Versorgung und Behandlung kommen und die Möglichkeit haben, diese kostengünstig bzw. gratis zu nützen. Der Sozialstaat sichert zwar die Grundversorgung und Hilfestellung unter anderem bei Krankheit, Unfall und Alter zu, im Falle einer Pflegebedürftigkeit reichen diese Zuwendungen – sei es in finanzieller Form oder als Sachleistung – jedoch selten aus, um die möglichen Behandlungs- und Versorgungsdienstleistungen zu finanzieren bzw. abzudecken. Diese Bedingungen stellen häufig den Anlass für Streitigkeiten und Konflikte innerhalb des sozialen Umfeldes dar.

---

[1]   Vgl. Statistik Austria: Österreichische Gesundheitsbefragung 2006/2007. Hauptergebnisse und methodische Dokumentation; Wien: 2007, S. 14 ff.

Der demografische Wandel, also die veränderte Altersstruktur der Gesellschaft, lässt ein Anschwellen der Zahl an Pflegebedürftigen erwarten. Durch den zusätzlichen Pflegebedarf, den es personell und kostentechnisch zu decken gilt, könnte es künftig zu einem Mangel an Fachkräften im Pflege- und Betreuungsbereich kommen. Begründet wird dieser durch den Geburtenrückgang und das Ausscheiden der Babyboom-Generation als Erwerbstätige.[2] Gerade im Alter werden vermehrte Unterstützungsleistungen, seien sie personell oder finanziell, nötig. Die erforderlichen Hilfestellungen werden nicht nur von externen Dienstleistungsanbietern erbracht, sondern sehr oft von pflegenden Angehörigen übernommen. Die steigende Anzahl der Pflegefälle erzeugt nicht nur auf sozialpolitischer Seite, sondern auch im privaten Umfeld Spannungen. Innerhalb der Familie und des sozialen Umfelds können Konflikte entstehen zum Beispiel bei der Klärung des finanziellen Aspekts – wer zahlt was –, aber auch bei der nötigen Pflege- und Betreuungstätigkeit selbst – wer übernimmt diese und wer ist dafür zuständig etc.

Im Endbericht ‚Situation pflegender Angehöriger' des Bundesministeriums für soziale Sicherheit, Generationen und Konsumentenschutz wird erwähnt, dass mehr als 80 Prozent der Pflegebedürftigen in Österreich zu Hause gepflegt werden. Die anfallenden Pflege- und Betreuungstätigkeiten werden zu einem großen Teil vollständig von pflegenden Angehörigen – vorwiegend von Frauen – übernommen.[3]

Eine Pflegesituation stellt für Angehörige und auch für die Pflegebedürftigen selbst eine große Herausforderung dar. Aus dieser neuen und oftmals plötzlich eintretenden Situation können sich Belastungen, Spannungsfelder und Überforderungen ergeben, die sich in weiterer Folge – sofern nicht bearbeitet – zu

---

[2]   Vgl. Bundesministerium für Soziales und Konsumentenschutz: 15 Jahre Pflegevorsorge. Bilanz und Ausblick; Wien: 2008, S. 28 ff.
[3]   Vgl. Bundesministerium für soziale Sicherheit, Generationen und Konsumentenschutz: Situation pflegender Angehöriger. Endbericht; Wien: 2005, S. I

Konflikten entwickeln. Auch längst vergessene oder noch ungeklärte Konflikte aus der Vergangenheit sind plötzlich wieder sehr präsent, denn abgesehen von den organisatorischen Belangen und „[...] der pflegerischen Belastungen bilden alte ungeklärte Familien- und Ehe«geschichten« den eigentlichen Zündstoff für Konflikte [...]"[4]. Die Kommunikation mit der Ärzteschaft z.B. betreffend Diagnose, weiterer Vorgehensweise, welche (Unterstützungs-) Möglichkeiten es für eine häusliche Pflege gibt usw. stellt ein weiteres Feld für Konfliktpotential dar. Eine wenig einfühlsame Mitteilung der Diagnose sowie die Verwendung der lateinischen Wörter, ohne zu beschreiben was sie wirklich bedeuten, lassen bei Patient und Angehörigen Fragen offen und können zu einem Gefühl von Hilflosigkeit, Ausgeliefertsein und Überforderung führen. Ein respekt- und würdevoller Umgang in dieser schwierigen Notsituation ist für die Betroffenen von Seiten der im Medizinbereich Tätigen eher selten zu spüren.

Für die Bewältigung solcher belastenden und konfliktreichen Situationen gibt es verschiedene Unterstützungsmöglichkeiten. Das bestehende Konfliktbearbeitungsangebot erstreckt sich von Beratungen und Unterstützungsmaßnahmen durch freiwillige, ehrenamtliche Sozialdienste über Seelsorge bis hin zu professionellem Konfliktmanagement wie z.B. Mediation. Eine professionelle Konfliktbearbeitung oder ein entlastendes Gespräch kann im Einzelsetting sowie mit mehreren oder allen Beteiligten gemeinsam durchgeführt werden. Ist der Konflikt bereits sehr einschneidend und Gespräche zwischen den beteiligten Parteien schwer bis kaum möglich, sind Mediation und/oder Coaching die richtige Wahl. Geht es eher darum, sich den Schmerz und die Last von der Seele zu reden und/oder eventuell eine andere Perspektive zu dieser Situation zu bekommen, sind Beratungen z.B. bei Lebens- und Sozialberater/innen, Coaches oder Sozialen Diensten vorzuziehen. Für fachliche Pflegeberatung stehen entsprechende öffentliche Beratungsstellen zur Verfügung.

---

[4] Döbele, M.: Angehörige pflegen. Ein Ratgeber für die Hauskrankenpflege; Heidelberg: 2008, S. 58

1.1.   Problemstellung

Konflikte oder Konfliktpotenzial sind jederzeit in den verschiedensten Situationen vorhanden. Im pflegerischen, häuslichen Umfeld treten Konflikte unter anderem aufgrund von unterschiedlichen Erwartungshaltungen, Werten und Bedürfnissen auf. Die Hilflosigkeit des/der Pflegebedürftigen kann sich zum Beispiel in Wut, Aggression oder auch Lethargie zeigen, was wiederum Auswirkungen auf das soziale Umfeld, die Familie und Pflegeleistende hat. Wird vom Pflegebedürftigen die Pflegeübernahme durch einen Angehörigen als Pflicht – im Sinne von ‚du bist es mir schuldig' – eingefordert, erzeugt dies Druck. Diese Anspannung kann zu Überforderung oder dazu führen, dass sich der/die Angehörige aus dieser ‚bedrückenden' Situation befreit, in dem er/sie sich zurückzieht und Pflege- und Betreuungstätigkeit in den Hintergrund rückt oder gar nicht mehr tätigt. Die Folge können Verwahrlosung, das emotionale Ausschließen und die Vereinsamung des/der Pflegebedürftigen sein. Gewissensbisse oder Schuldgefühle können sich bei den pflegenden Angehörigen auch dann bemerkbar machen, wenn sie, um ein Beispiel zu nennen, der selbst auferlegten Pflicht – im Sinne von ‚ich fühle mich verpflichtet' – nicht entsprechend nachkommen können.

Erinnerungen an frühere Zeiten können sich positiv wie negativ auf die Pflegebeziehung auswirken. Einerseits können Erinnerung an Verletzungen oder auch Gemeinheiten durch die pflegebedürftige Person die Bereitschaft zur liebevollen Pflege hemmen oder aber – im schlimmsten Fall – auch zu Aggressionen oder Gewalt gegenüber der ausgelieferten, pflegebedürftigen Person führen. Andererseits können positive Erinnerungen und eine gute Beziehung dazu führen, dass sich die pflegenden Angehörigen zu viel zumuten, sich überfordern und somit auf sich selbst vergessen.

Die Auswirkungen von ungelösten Konflikten, das Nichtansprechen von Überforderung und Diskrepanzen in pflegerischen Beziehungen sind breit gefächert. Dadurch wird das Zusammenleben und Erbringen von Pflege- und Betreuungstätigkeit erschwert und es kann unter anderem Aggression und Gewalt entstehen, denn latente wie offensichtliche Konflikte verringern das gegenseitige Verständnis. Sie behindern sozusagen die Sicht auf das eigentliche Problem, weil das Wahrnehmen und das Anerkennen der jeweiligen Standpunkte und damit auch der dahinterliegenden Bedürfnisse erschwert wird. Insgesamt leidet die Beziehungsqualität. *„Das Verhältnis der Betroffenen zueinander"*[5] kann *„negative Auswirkungen auf die ganze Familie haben, besonders dann, wenn Konflikte aus früheren Jahren noch nicht aufgearbeitet sind."*[6] Vereinsamung, Verwahrlosung des/der Pflegebedürftigen aber auch völlig zerrüttete Familiensysteme können die Folge sein.

Nicht zu unterschätzen ist außerdem die emotionale Belastung aller Beteiligten, die ständig steigt. Aufgrund der emotionalen Überforderung kann ein größeres Risiko zur Suchtgefährdung bestehen, denn Alkohol, Tabletten oder sonstige Suchtmittel werden als Beruhigungs- oder als Verdrängungsmittel verwendet, um mit der Situation besser fertig zu werden. Als Pflegender/Pflegende auf sich selbst nicht vergessen und gesund zu bleiben, ist eine weitere große Herausforderung und kann zu intrapersonalen Konflikten und/oder Spannungsfeldern mit der eigenen Familie führen.

Neben den psychischen und physischen Beanspruchungen sind die finanzielle Belastungen und die (frei-)zeitlichen Einschränkungen nicht zu vergessen. Weitere Herausforderungen ergeben sich durch den Kontakt mit Ansprechpartner/innen wie etwa Ämtern, Ärzt/innen, mobilen Diensten etc., die durchaus Konfliktpotential beinhalten können. Einen weiteren Nährboden für Unstimmigkeiten stellt die Organisation und Administration dar, die sich durch

---

[5] Döbele, M.: Angehörige pflegen. Ein Ratgeber für die Hauskrankenpflege; Heidelberg: 2008, S. 9
[6] Döbele, M.: Angehörige pflegen. Ein Ratgeber für die Hauskrankenpflege; Heidelberg: 2008, S. 9

die Übernahme der Pflege für die Angehörigen ergibt: Hier sind beispielhaft die Wohnungsadaptierung, die Organisation von Pflege-/Betreuungsdiensten, Amtswege etc. zu erwähnen.

Alle angeführten Spannungsfelder schwächen die Beziehungsqualität zwischen den betroffenen Personen. Eine logische Folge davon ist, dass die notwendigen Hilfestellungen und die entsprechende seelische Unterstützung erschwert zu erbringen aber auch zu empfangen sind. Eine offene und wertschätzende Begegnungsqualität lässt sich in einer Zeit der Spannungen, Konflikte und Probleme nur schwer erhalten. In den schlimmsten Fällen enden diese Situationen in völlig zerrütteten Familiensystemen, in Erbschaftsstreitigkeiten, oder in anderen schweren Auseinandersetzungen, die nicht selten auch vor Gericht ausgetragen werden, denn das Ansprechen und Regeln von Konflikten durch die Beteiligten selbst ist in solch extremen Stresssituationen schwierig umzusetzen. Ein konstruktiver Umgang mit Überforderung, Spannungsfeldern und Konflikten ist ohne einen unabhängigen Dritten, z.B. einem/einer Mediator/in oder einer anderen externen Hilfestellung für Konfliktbearbeitung, meist nicht gegeben.

1.2. **Ziel und Zweck der Arbeit**

Das Ziel dieser Arbeit ist es, die Ist-Situation in Bezug auf das Konfliktpotential im Bereich der häuslichen Pflege zu erheben. Zu diesem Zweck wurde einerseits eine Befragung von Personen, die in mobilen Pflege- und Betreuungsdiensten arbeiten durchgeführt, und andererseits wurden Interviews mit Konfliktbearbeitungsexperten geführt.

Die erste Gruppe – aus dem mobilen Pflege- und Betreuungsdienst – hat eine Außensicht auf die Konfliktsituationen im Bereich der häuslichen Pflege und wurde zu den von ihnen betreuten Haushalten befragt. Dabei wurde unter

anderem erhoben, ob und inwieweit ihrer Meinung nach Bedarf an Konfliktbearbeitung besteht, ob von pflegenden Angehörigen entsprechende Angebote
zur Konfliktbearbeitung in Anspruch genommen werden und aus welchen
Gründen dies ihrer Einschätzung nach unter Umständen unterbleibt.

Zusätzlich wurden Experteninterviews mit der zweiten Gruppe bestehend aus
Mediatoren/innen, Mitarbeitern von Sozialen Diensten, Lebens- und Sozialbe-
rater/innen, Coaches etc. geführt, die sich auf die Konfliktbearbeitung im
Pflegebereich spezialisiert haben. Das Ziel dieser Interviews war es, anhand
der Erfahrungen dieser Experten den Bedarf an Konfliktbearbeitung in der
häuslichen Pflege zu erheben und zu erfahren bei welchen Spannungs- und
Konfliktfeldern eine externe Hilfestellung zur Konfliktbearbeitung nötig sei.
Schließlich sollte noch in Erfahrung gebracht werden in welcher Art und Weise
das Angebot zur Konfliktbearbeitung für pflegende Angehörige bekannter und
niederschwelliger zugänglich gemacht werden könnte.

Anhand der Ergebnisse beider Gruppen sollen eventuelle Maßnahmen abgeleitet werden können um die Situation der pflegenden Angehörigen, Pflegebedürftigen sowie Pflegedienstleistenden zu verbessern. Ebenfalls sollen anhand
der Ergebnisse mögliche Hilfestellungen angeboten werden, um Konflikte im
pflegerischen und familiären Umfeld zu regeln. Es soll veranschaulicht werden,
dass durch die frühzeitige Inanspruchnahme einer Mediation, eines Coachings
oder einer Konfliktberatung als Präventivmaßnahme die entstehenden Spannungsfelder und Probleme abgefedert werden können, sodass ein verhärteter
Konflikt oder eine Eskalation vermieden werden können. Der Grund dafür ist,
dass bei Inanspruchnahme einer Konfliktbearbeitung Diskrepanzen und
Schwierigkeiten an- und ausgesprochen werden können. Wichtig ist, dass
hierbei die Konfliktparteien gemeinsam eine gangbare Regelung suchen. Zusätzlich können durch mediative Vorgehensweisen oder externe Konfliktbearbeitung soziale und psychische Belastungen der Beteiligten zur Sprache ge-

bracht werden und somit künftig verhindert, verringert, oder auch behoben werden.

Es wäre wünschenswert für alle am Pflegebereich Beteiligten, das Bewusstsein dafür zu schaffen, welche möglichen Herausforderungen und Konflikte auftreten können und vor allem in welcher Art und Weise mit diesen Situationen konstruktiv umgegangen werden kann. Wichtig ist für alle Betroffenen die Erkenntnis, dass in pflegerisch/betreuerischen Situationen Spannungen und Konflikte menschlich und zu erwarten sind. Da viele Themen, die im Zuge einer häuslichen Pflege- und Betreuungssituation auftauchen, in unserer Gesellschaft tabuisiert sind, ist es gesellschaftlich dringend notwendig, diese Tabus zu brechen. Das ehrliche Gespräch über Konflikte und damit das offene Aussprechen von allen wichtigen Facetten dieses Themas, auch wenn sie vielleicht mit Angst und/oder Scham besetzt sind oder aus anderen Gründen zurückgehalten werden, scheinen den Schlüssel zur Verbesserung der derzeitigen Situation darzustellen. Die vorliegende Arbeit soll hierzu einen Beitrag leisten.

1.3. Hypothese

Eine konfliktfreie Zeit während einer pflegerischen Betreuung ist der Wunsch vieler Betroffener, sei es für die pflegebedürftigen Personen selbst, die Familienangehörigen und auch jene, die mit der Pflege betraut sind. Offene wie auch latente Konflikte sind in der Realität zwischenmenschlicher Beziehungen allerdings ständige Begleiter. Insbesondere in Ausnahmezuständen und Notsituationen, z.B. wenn ein/e Angehörige/r plötzlich zum Pflegefall wird, stellen Konflikte eine zusätzliche Herausforderung für alle Beteiligten dar.

Die verschiedenen Methoden zur Konfliktbearbeitung – sei es im Einzelsetting oder in Gruppen – können hierbei unterstützend, lösend und regelnd wirken.

Mit Hilfe von externer Unterstützung ist es möglich, den Sorgen, Belastungen und Befürchtungen Raum zu geben. Das An- und Aussprechen der bestehenden Spannungen und Konflikte wirkt befreiend. Aktives Zuhören, mediative Interventionsmethoden und prozessbegleitende Betreuung sind die Basis von Konfliktbearbeitung und ermöglichen den Betroffenen, neue Wege und Handlungsmöglichkeiten zu erkennen.

Das Angebot an externen Hilfestellungen und/oder auch eine Beratung in Spannungs- und Konfliktsituationen wird von den pflegenden Angehörigen, Pflegebedürftigen und allfällig weiteren Konfliktbeteiligten zum Teil aus Scham, Unkenntnis oder auch aufgrund des finanziellen Aspektes nicht in entsprechendem Maße angenommen.

Daraus wird folgende Hypothese abgeleitet:

Obwohl gerade im Bereich der häuslichen Pflege/Betreuung Bedarf an externer Konfliktbearbeitung besteht, werden entsprechende Angebote derzeit noch kaum in Anspruch genommen.

Diese Hypothese soll im Folgenden anhand von Literaturrecherche und empirischen Erhebungen untersucht und bewiesen werden.

1.4.   Aufbau der Arbeit

Der Fokus dieser Arbeit liegt einerseits bei der Erhebung der Ist-Situation des Bedarfs an Konfliktbearbeitung in der häuslichen Pflege, andererseits auf dem Herausarbeiten der Vorteile und des Nutzens durch den Einsatz von externer Konfliktbearbeitung im pflegerischen häuslichen Umfeld.

Mit Kapitel 1 wird einleitend zum Thema Konfliktbearbeitung in der häuslichen Pflege/Betreuung hingeführt. Im nächsten Schritt werden die Problemstellung, das Ziel und der Zweck der Arbeit sowie die daraus abgeleitete Hypothese dargelegt. Die grundlegenden Begrifflichkeiten werden im Kapitel 2 definiert und näher beschrieben. Daran anschließend wird im Kapitel 3 die Situation der häuslichen Pflege in Österreich erläutert. Das Kapitel 4 beschäftigt sich mit Konflikten/Spannungsfeldern im Pflegebereich bzw. in der Pflegesituation. Welche Methoden für eine Konfliktbearbeitung bestehen, werden im Kapitel 5 näher beschrieben. Kapitel 6 widmet sich der empirischen Erhebung. Diese erfolgt einerseits in Form von einer Befragung von Mitarbeiter/innen mobiler Dienste aus dem Bereich der Hauskrankenpflege mittels Fragebögen sowie andererseits durch Interviews mit Konfliktbearbeitungsexperten/innen. Zum Schluss werden im Kapitel 7 die Ergebnisse zusammen gefasst und entsprechende Schlussfolgerungen abgeleitet.

2. BEGRIFFLICHKEITEN

In diesem Abschnitt werden die im Verlauf der wissenschaftlichen Arbeit verwendeten Begrifflichkeiten näher definiert, erklärt und im Kontext des Themas dieser Arbeit eingegrenzt.

1.1 Pflege/häusliche Pflege

Das Nomen **Pflege** bedeutet im Allgemeinen *„[...] sorgende Obhut, eine liebevolle, aufopfernde Pflege [...] Behandlung mit den erforderlichen Maßnahmen zur Erhaltung eines guten Zustandes[..] die Pflege der Gesundheit [...]"*[7].

Die Pflege *„[..] Fürsorge, sorgende Behandlung [..] Aufsicht u. Sorge für den Lebensunterhalt [...] Sauberkeit u. Gesunderhaltung [...]"*[8] von Pflegebedürftigen übernehmen externe Institutionen, Vereine oder gesundheitliche Organisationen sowie Familienangehörige.

Der Weltbund des Pflegefachpersonals mit Sitz in der Schweiz, ICN International Council of Nurses, erklärt Pflege im Originaltext auf Englisch wie folgt: *"**Nursing** encompasses autonomous and collaborative care of individuals of all ages, families, groups and communities, sick or well and in all settings. Nursing includes the promotion of health, prevention of illness, and the care of ill, disabled and dying people. Advocacy, promotion of a safe environment,*

---

[7]   Duden online: http://www.duden.de/node/656080/ revsions/1120827/ view (08.11.2014, 15:11)

[8]   Wahrig: Deutsches Wörterbuch, 9., vollst. neu bearbeit. und aktual. Auflage; Gütersloh: München: 2011, S. 1134

research, participation in shaping health policy and in patient and health systems management, and education are also key nursing roles.[9]

Die Übersetzung für oben gennannte Definition durch DBfK, Der Deutsche Berufsverband für Pflegeberufe lautet: *„Pflege* ⊥ *umfasst die eigenverantwortliche Versorgung und Betreuung, allein oder in Kooperation mit anderen Berufsangehörigen, von Menschen aller Altersgruppen, von Familien oder Lebensgemeinschaften, sowie von Gruppen und sozialen Gemeinschaften, ob krank oder gesund, in allen Lebenssituationen (Settings). Pflege schließt die Förderung der Gesundheit, Verhütung von Krankheiten und die Versorgung und Betreuung kranker, behinderter und sterbender Menschen ein. Weitere Schlüsselaufgaben der Pflege sind Wahrnehmung der Interessen und Bedürfnisse (Advocacy), Förderung einer sicheren Umgebung, Forschung, Mitwirkung in der Gestaltung der Gesundheitspolitik sowie im Management des Gesundheitswesens und in der Bildung.*" [10]

Für den Österreichischen Gesundheits- und Krankenpflegeverband beinhaltet **Pflege** laut Kompetenzmodell für Pflegeberufe in Österreich unter anderem die Unterstützung von Personen bei der Bewerkstelligung von Gesundheitsproblemen, die Zurverfügungstellung von Interventionsmaßnahmen zur Förderung und Erhaltung von Gesundheit und Lebensqualität. Vorbeugemaßnahmen zur Vermeidung von Leid und Krankheit, sowie das umsorgende Betreuen der Kranken unterstreichen den pflegerischen Rahmen und berücksichtigen die Würde und Bedürfnisse des/der Pflegebedürftigen.[11]

---

[9]   ICN International Council of Nurses: http://www.icn.ch/about-icn/icn-definition-of-nursing/ (19.07.2014, 19:15)

[10]   DBfK Deutscher Berufsverband für Pflegeberufe: http://www.gesundheit.bremen.de/sixcms/media.php/13/ICN-Definition-der-Pflege-DBfK%5B1%5D.pdf (19.07.2015, 19:15)

[11]   Vgl. ÖGKV Österreichischer Gesundheits- und Krankenpflegeverband: Kompetenzmodell für Pflegeberufe in Österreich; Wien: 2011, S. 7

Das englische Nomen care wird im Deutschen mit Pflege, Betreuung, Sorge, Zuwendung, Sorgfaltspflicht, Fürsorge, Behandlung etc. übersetzt. Im Englischen wird nursing als Substantiv für Pflege, Krankenpflege oder auch Wartung; das Verb nurse für hegen, pflegen, kurieren, behandeln usw. verwendet. Die Pflege wird im Gesundheitsbereich gesehen als „[..] *menschliche Fähigkeit und Aktivitäten, Bedingungen für das Überleben oder Wohlbefinden von Menschen zu sichern oder herzustellen; [...]*"[12].

Pflegeaktivitäten werden entweder von der Person selbstständig erbracht oder durch Pfleger/innen für Pflegebedürftige vorgenommen. Die Tätigkeiten des Pflegens sind als obsorgende, umsorgende Hilfeleistung zur Bewältigung des Alltags zu sehen. Die Pflege wird einerseits als Behandlung von Schmerz und Leid mit dem Versuch, diese zu mindern und abzuschwächen verstanden, andererseits wird durch die Pflege eine Supportfunktion gewährleistet, um das Umfeld des/der Pflegebedürftigen so zu gestalten, dass eine Genesung und Schmerzlinderung möglich wird.[13]

In der Anthroposophie orientiert sich die Pflege an dem Welt- und Menschenbild von Rudolf Steiner und bezieht die leiblichen, seelischen, geistigen und sozialen Umstände des/der Pflegebedürftigen mit ein.[14]

Das Adjektiv **pflegerisch** findet Verwendung als „*[...] die Pflege betreffend [...] pflegerische Berufe [...] pflegerische und heilende Kosmetik [...]*".[15]

---

[12] Wied, S./Warmbrunn, A.: Pschyrembel Pflege, 3., überarb. Auflage; Berlin: Boston: 2012, S. 626
[13] Vgl. Wied, S./Warmbrunn, A.: Pschyrembel Pflege, 3., überarb. Auflage; Berlin: Boston: 2012, S. 626
[14] Vgl. Wied, S./Warmbrunn, A.: Pschyrembel Pflege, 3., überarb. Auflage; Berlin: Boston: 2012, S. 627
[15] Duden online: http://www.duden.de/node/656280/ revisions/1232292/ view (08.11.2014, 15:15)

Unter Beziehungspflege wird „[...] das pflegerische Bearbeiten von psychischen, emotionalen, interpersonalen und interdependenten Inhalten einer Beziehung zwischen Patienten und Pflegenden; [...]"[16] verstanden.

Unter pflegerisch werden alle Komponenten, Tätigkeiten und Themenbereiche verstanden, die im Bereich Pflege im Sinne von Betreuung, Behandlung, Fürsorge, Obhut oder Obsorge, Schutz und Erhaltung vorkommen. Pflegerisch tätig zu sein meint, sich um etwas kümmern, sich um etwas sorgen oder auch sich etwas widmen. Die Familie, gesehen als pflegerische Beziehung, sorgt sich um das Wohlbefinden der Familienangehörigen.

Unter dem Adjektiv **häuslich** versteht man „die Familie, das Zuhause betreffend, [...] zu Hause befindlich, stattfindend, [...] durch häusliche Pflege wurde er rasch gesund [...]"[17]. Im deutschen Gesundheitsbereich wird **häusliche Pflege** definiert als „(engl.) home care, [..] ambulante Pflege, [..] Gemeindekranken- und Altenpflege, extramurale Pflege [...]"[18]. Die Dienstleistung der häuslichen Pflege wird außerhalb eines voll- oder teilstationären Versorgungsangebots erbracht und findet im eigenen Heim, im Wohn- und Lebensumfeld des/der Pflegebedürftigen statt. Es ist dabei unerheblich von wem die Pflege- oder Betreuungsleistung erbracht wird, ob von Laien wie z.B. pflegenden Angehörigen oder von Professionisten aus dem Bereich der Gesundheits- und Pflegebranche. Nicht zu unterschätzen ist die Komplexität der häuslichen Pflege aufgrund der verschiedenen Einflussfaktoren. Zu nennen sind hier beispielhaft die Einwirkungen der finanziellen Situation sowie die permanente Wechselwirkung mit der Familie und dem sozialen Umfeld oder auch die feh-

---

[16] Wied, S./Warmbrunn, A.: Pschyrembel Pflege, 3., überarb. Auflage; Berlin: Boston: 2012, S. 131

[17] Duden online: http://www.duden.de/node/657570/ revisions/1395989/ view (01.03.2015, 22:48)

[18] Wied, S./Warmbrunn, A.: Pschyrembel Pflege, 3., überarb. Auflage; Berlin: Boston: 2012, S. 635

lende Infrastruktur im häuslichen Bereich.[19] Herausforderungen stellen die Bedürfnisse des/der Pflegebedürftigen, der Familie auf emotionaler oder persönlicher Ebene sowie die gesetzlichen Vorgaben und – zum Teil eingeschränkten – Unterstützungsleistungen dar.

Die häusliche Pflege erbracht durch vergütete professionelle Dienstleistungsanbieter oder pflegende Angehörige dient dazu, beim Pflegeempfänger *„[...] die Unabhängigkeit aufrechtzuerhalten und die Verschlechterung des Gesundheitszustandes zu verhindern [...]"*[20].

Die von pflegenden Angehörigen, Freunden oder Bekannten geleistete Pflege und Betreuung wird im Fachjargon als **informelle Pflege** bezeichnet. Die informelle Pflegetätigkeit erfolgt meist ohne finanzielle Abgeltung und wird nicht beruflich ausgeübt. Die anfallenden Unterstützungstätigkeiten werden neben dem Beruf oder von jenen Personen erbracht, die für die Haushaltsführung und Kinderbetreuung zuständig sind. Damit eine gute Versorgung der Pflegebedürftigen durch pflegende Angehörige oder Freiwillige durchgeführt werden kann, bestehen individuell zugeschnittene Pflegeberatungen, Aufklärungen und Kurse.[21]

„Informelle Pflegepersonen brauchen formelle Ausbildung, um Qualitätsstandards sicherzustellen"[22] betont die Weltgesundheitsorganisation (WHO) im

---

[19]   Vgl. Wied, S./Warmbrunn, A.: Pschyrembel Pflege, 3., überarb. Auflage; Berlin: Boston: 2012, S. 635

[20]   WHO: Grundsatzpapier. Wie lässt sich ein ausgewogenes Verhältnis zwischen den verschiedenen Pflegesettings für ältere Menschen herstellen?; Kopenhagen: 2008, S. 2

[21]   Vgl. WHO: Grundsatzpapier. Wie lässt sich ein ausgewogenes Verhältnis zwischen den verschiedenen Pflegesettings für ältere Menschen herstellen?; Kopenhagen: 2008, S. 1

[22]   WHO: Grundsatzpapier. Wie lässt sich ein ausgewogenes Verhältnis zwischen den verschiedenen Pflegesettings für ältere Menschen herstellen?; Kopenhagen: 2008, S. 16

Grundsatzpapier für die Europäische Ministerkonferenz zum Thema Gesundheitssysteme im Juni 2008.

2.1. Konflikt/Spannungsfeld/Überforderung/Problem

Aus dem 18. Jahrhundert stammt das Wort **Konflikt** und wird vom Lateinischen abgeleitet „[...] conflictus m. (im Originaltext kursiv) [...] confligere (im Originaltext kursiv) [..] zusammenschlagen, zusammenstoßen, [...]"[23]. Es handelt sich um Situationen, in denen unterschiedliche Auffassungen oder Meinungen von Personen kollidieren. Als Resultat kann es zu Zerwürfnissen, Streit, Zwiespalt, Disharmonie bis hin zu Kampf oder Krieg kommen.[24]

Das Nomen **Konflikt** wird definiert als ein „*Aufeinanderstoßen von sich widersprechenden oder nicht zu vereinbarenden Motiven oder Interessen verbunden mit einem Mindestmaß an Leidensdruck*; Konflikte führen [..] zu Spannungen, werden als belastend erlebt [...]"[25]*. Es wird unter anderem zwischen intrapsychischen Konflikten, d.h. die Konflikte treten innerhalb einer Person auf, und sozialen Konflikten, auch interpersonale Konflikte genannt, unterschieden. Der **soziale Konflikt** wird als Interessensgegensatz zwischen Individuen gesehen. Ein Merkmal von sozialen Konflikten ist das Bestreben, seine

---

[23] Kluge, F.: Etymologisches Wörterbuch der deutschen Sprache, 25., durchg. und erweit. Auflage; Berlin: Boston: 2011, S. 522

[24] Vgl. Duden online: http://www.duden.de/node/757476/revisions/1345161/view (24.10.2014, 14:52)

[25] Wied, S./Warmbrunn, A.: Pschyrembel Pflege, 3., überarb. Auflage; Berlin: Boston: 2012, S. 490

Ziele mittels Einsatz von Macht und verschiedenen Einflussfaktoren durchzusetzen, um den Gegner zu schaden und zu Fall zu bringen.[26]

Die soziologische Konflikttheorie definiert Konflikt als Kampf um *„Werte und um Anrecht auf mangelnden Status, auf Macht und Mittel [...]"*[27], in der Psychologie als ein *„[...] Zusammentreffen offener Verhaltensmöglichkeiten in einer Wahl- oder Entscheidungssituation, die gemeinsam unvereinbar sind."*[28].

Friedrich Glasl, Unternehmensberater, Mediator und Autor von zahlreichen Publikationen unter anderem im Bereich des Konfliktmanagements sagt, dass unter sozialem Konflikt *„[...] eine Interaktion zwischen Aktoren (Individuen, Gruppen, Organisationen usw.), wobei wenigstens ein Aktor eine Differenz bzw. Unvereinbarkeiten im Wahrnehmen und im Denken bzw. Vorstellen und im Fühlen und im Wollen mit dem anderen Aktor (den anderen Aktoren) in der Art erlebt, dass beim Verwirklichen dessen, was der Aktor denkt, fühlt oder will eine Beeinträchtigung durch einen anderen Aktor (die anderen Aktoren) erfolge"* [29] verstanden wird. In der häuslichen Pflege bestehen Interaktionen unter anderem zwischen Pflegebedürftigen, pflegenden Angehörigen sowie eventuell mobilen Hilfsdienstleistungsanbietern und manchmal auch Ämtern. Eine Differenz im Wahrnehmen, Denken, Fühlen und Wollen besteht z.B. bei der Pflege eines Demenzkranken, wenn dieser aufgrund seines/ihres Krankheitsbildes beim Verwirklichen dessen, was er/sie fühlt, denkt und will, die pflegenden Angehörigen in der Art beeinträchtigt, dass sie z.B. in der Nachtruhe gestört werden.

---

[26] Vgl. Fuchs-Heinritz, W./Klimke, D./Lautmann, R. et al.: Lexikon zur Soziologie; 5., überarb. Auflage; Wiesbaden: 2011, S. 362
[27] Fuchs-Heinritz, W./Klimke, D./Lautmann, R. et al.: Lexikon zur Soziologie; 5., überarb. Auflage; Wiesbaden: 2011, S. 362
[28] Fuchs-Heinritz, W./Klimke, D./Lautmann, R. et al.: Lexikon zur Soziologie; 5., überarb. Auflage; Wiesbaden: 2011, S. 362
[29] Glasl, F.: Konfliktmanagement. Ein Handbuch für Führungskräfte, Beraterinnen und Berater, 11., aktual. Auflage; Stuttgart: 2013, S. 17

Unter **Konflikt** versteht man *„[...] ein Phänomen, bei dem widerstreitende menschliche Strebungen aufeinander prallen"*[30], es handelt sich um *„[...] verunglückte Meldungen für Änderungsbedarf und Antriebskraft für neue Lösungen"*[31].

Gemeint sind Auseinandersetzungen zwischen zwei oder mehreren Parteien. Die Unvereinbarkeit entsteht aus den unterschiedlichen Bewertungen von Interessen, Sachverhalten, materiellen und immateriellen Gütern oder auch wegen grundverschiedener Ideologien.[32] Sind Streitparteien oder Diskussionspartner davon überzeugt, dass ihre eigenen Einstellungen, Werte und Glaubenssätze auch für den Kontrahenten von größter Wichtigkeit und richtig sind, dann ist der Weg zu einem Konflikt geebnet. Das Bestehen auf und das ‚Überstülpen' von Werten und Einstellungen auf andere bereitet ein Spannungsfeld, welches sich im negativsten Fall zu einem Gerichtsverfahren entwickeln kann.

In der Soziologie wird soziale **Spannung** als *„Zustand des mehr oder weniger latenten sozialen Konflikts, [..] in dem sich feindliche Gruppen und Interessen gegenüberstehen"*[33] bezeichnet.

Unvereinbarkeit im Denken und Fühlen erleben wird auch **Spannung** genannt. D.h. es werden emotionale Gegensätze oder Ambivalenzen – Sympathie und Antipathie gleichzeitig – erlebt. Das Bewusstsein darüber und das

---

[30] Hertel von, A.: Professionelle Konfliktlösung. Führen mit Mediationskompetenz, Bd. 6; Frankfurt: 2009, S. 14

[31] Hertel von, A.: Professionelle Konfliktlösung. Führen mit Mediationskompetenz, Bd. 6; Frankfurt: 2009, S. 11

[32] Vgl. Haft, F./Gräfin von Schlieffen, K.: Handbuch Mediation. Verhandlungstechnik Strategien Einsatzgebiete, 2. Auflage; München: 2009, S. 111

[33] Fuchs-Heinritz, W./Klimke, D./Lautmann, R. et al.: Lexikon zur Soziologie; 5., überarb. Auflage; Wiesbaden: 2011, S. 639

Bilden von unvereinbaren Vorstellungen führen zu Spannung.[34] Als Beispiel: Die mobile Unterstützung durch Pflegedienste wird von den Angehörigen als emotional entlastend wahrgenommen, der/die Pflegebedürftige selbst aber lehnt die mobile Pflege aufgrund von Scham ab und möchte, dass die Pflege alleine von Kindern oder dem/der Ehepartner/in übernommen wird.

Ein **Spannungsfeld** wird definiert als ein *„Bereich, in dem es leicht zu Spannungen kommen kann, weil darin gegensätzliche Meinungen u. Kräfte aufeinandertreffen, [...]"*[35]. Die Bedeutung von **Spannung** lautet *„17. Jh., [...] erregte Erwartung, [..] gespanntes Verhältnis, Missstimmung [...]"*[36] und wird sprachlich verwendet für *„[...] latente Unstimmigkeit, Feindseligkeit [...]"*[37] oder zwischen den Parteien *„[..] herrscht, besteht eine gewisse Spannung [...]"*[38]. Häufig wird das Wort Spannungen als Synonym für gereizte Stimmung, Disharmonie, Differenzen und Uneinigkeit verwendet, die in weiterer Folge zu Konflikten führen. Im Familienverbund ist das Spannungsfeld, betrachtet als abgegrenztes Gebiet, sehr weitläufig und umfasst nicht nur den engen Familienkreis, sondern auch die Sippe und darüber hinaus anverwandte und auch in die Familie aufgenommene Mitglieder. Das Spannungsfeld kann auch betrachtet werden als ein *„Bereich mit unterschiedlichen, gegensätzlichen Kräften, die aufeinander einwirken, sich gegenseitig beeinflussen [...]"*[39]

---

[34] Vgl. Glasl, F.: Konfliktmanagement. Ein Handbuch für Führungskräfte, Beraterinnen und Berater, 11., aktual. Auflage; Stuttgart: 2013, S. 18

[35] Wahrig: Deutsches Wörterbuch, 9., vollst. neu bearbeit. und aktual. Auflage; Gütersloh: München: 2011, S. 1379

[36] Duden: Das Herkunftswörterbuch. Etymologie der deutschen Sprache, 4., neu bearbeit. Auflage, Bd. 7; Mannheim: Leipzig: Wien et al.: 2007, S. 783

[37] Duden online: http://www.duden.de/node/645831/revisions/1292280/view (24.10.2014, 16:20)

[38] Duden online: http://www.duden.de/node/645831/revisions/1292280/view (24.10.2014, 16:20)

[39] Duden online: http://www.duden.de/node/698627/revisions/1303444/view (24.10.2014, 15:40)

und im negativen Fall zu Unfrieden oder Missbehagen im Familienverband, dem sozialen Umfeld und den Beteiligten während der Pflegezeit führen.

Der Begriff **Überforderung** ist gleichbedeutend mit *„zu große Forderung"*[40]. Das Verb **überfordern** bedeutet *„[...] von jmdm. mehr fordern, als er geben kann (im Originaltext kursiv) [...] diese Aufgabe überfordert meine Kräfte; mit dieser Aufgabe bin ich überfordert, diese A. kann ich nicht erfüllen (im Originaltext kursiv)"*[41]. Im Bereich der häuslichen Pflege kann eine Überforderung aufgrund der physisch und psychisch sehr belastenden Situation eintreten. Die geforderte Hilfe- und Pflegeleistung übersteigt die zur Verfügung stehenden Kräfte. Bei einer länger andauernder Überforderung z.B. zu großer körperlicher oder psychischer Belastung während einer Pflegetätigkeit besteht das Risiko, selber gesundheitliche Schäden davon zu tragen.

Der Begriff **Problem** entstammt aus dem 16. Jahrhundert vom lateinischen problema und dem griechischen próblēma, bedeutet *„[...] das Vorgelegte; gestellte [..] Aufgabe, die Streitfrage [...]"*[42] und lässt sich als Kompositum aus den zwei griechischen Wörtern **pro** und **bállein** in probállein *„[...] vorwerfen, vorhalten, [...]"*[43] ableiten. Als schwächere, moderne Bedeutung kann Problem auch als Unannehmlichkeit, Schwierigkeit verstanden werden.[44] Als Redensart für komplizierte Angelegenheiten bedeutet Probleme wälzen auch, über etwas beständig nachdenken oder grübeln. Das ist kein Problem – im umgangs-

---

40 Wahrig: Deutsches Wörterbuch, 9., vollst. neu bearbeit. und aktual. Auflage; Gütersloh: München: 2011, S. 1512
41 Wahrig: Deutsches Wörterbuch, 9., vollst. neu bearbeit. und aktual. Auflage; Gütersloh: München: 2011, S. 1512
42 Duden: Das Herkunftswörterbuch. Etymologie der deutschen Sprache, 4., neu bearbeit. Auflage, Bd. 7; Mannheim: Leipzig: Wien et al.: 2006, S. 631
43 Kluge, F.: Etymologisches Wörterbuch der deutschen Sprache, 25., durchg. und erweit. Auflage; Berlin: Boston: 2011, S. 724
44 Vgl. Kluge, F.: Etymologisches Wörterbuch der deutschen Sprache, 25., durchg. und erweit. Auflage; Berlin: Boston: 2011, S. 724

sprachlichen Gebrauch – meint, es ist nicht schwierig, das ist sehr einfach zu lösen oder auch gern geschehen.[45]

Die pflegerische Versorgung des kranken Familienmitglieds kann als Problem im Familienkreis, als strittiger Punkt, als schwierige Kernfrage oder als ein komplexes und heikles Thema angesehen werden. In emotional sehr belastenden Zeiten ist es ratsam, sich professionell unterstützen zu lassen bevor die Probleme unüberschaubar werden. Die Kunst ist, in solchen Stresszeiten Probleme als lösbare Herausforderungen zu sehen, sie anzusprechen und sich durch aktives Handeln in Richtung Klärung und Konsens zu bewegen. Bei Klärung von Konfliktsituationen, vor allem bei einer Mediation ist es von großem Nutzen, *„[...] das Problem als Sprungbrett zur Lösung zu begreifen"*[46].

Diskrepanzen zwischen Soll und Ist werden auch Problem genannt und führen bei längerem Bestehen der Schwierigkeiten und Unannehmlichkeiten zu emotionalen Verhärtungen zwischen den Parteien. In weiterer Folge kommt es zu einem konkreten Spannungsfeld und geht über in einen Konflikt.

Ein **soziales Problem** wird in der Soziologie als Situation oder Umstand beschrieben, der *„[...] von sozial relevanten Gruppen als unerwünscht definiert wird und von dem angenommen wird, dass er änderbar ist, [...] Kriminalität und Arbeitslosigkeit gelten als s.P. [...]"*[47] (soziales Problem). Soziale Probleme, als Exempel die Finanzierung und Höhe der Sozialleistungen in Österreich (Pensionen, Arbeitslosenleistungen, Familienleistungen und Bundespflegegeld etc.) kommen bei Pflegekonflikten erschwerend hinzu.

---

[45] Vgl. Wahrig: Deutsches Wörterbuch, 9., vollst. neu bearbeit. und aktual. Auflage; Gütersloh: München: 2011, S. 1168
[46] Hertel von, A.: Professionelle Konfliktlösung. Führen mit Mediationskompetenz, Bd. 6; Frankfurt: 2009, S. 58
[47] Fuchs-Heinritz, W./Klimke, D./Lautmann, R. et al.: Lexikon zur Soziologie; 5., überarb. Auflage; Wiesbaden: 2011, S. 528

2.2. Konfliktbearbeitung/Konfliktlösung/Konflikt-regelung

Unter **Konfliktbearbeitung** oder auch -behandlung wird laut Glasl jegliche Art von Intervention in Konfliktsituationen verstanden[48] und bezeichnet ein *„[...]Aktiv-Werden eines handelnden Subjektes: einer Konfliktpartei, mehrerer Parteien, von einem Interessensvertreter oder einer neutralen Drittpartei [..]"*[49]. Hierbei ist es unerheblich, ob sich die Beteiligten mit dem Konflikt abfinden, ob sie lediglich die Kontrolle über die weiteren Folgen haben möchten oder ob das Problem an der Ursache gelöst wird.[50]

„Der Kern jeder Konfliktbehandlung ist immer das direkte Gespräch von Mensch zu Mensch."[51] Die Bereitschaft und die Möglichkeit zur Äußerung der tiefliegenden Bedürfnisse ohne Scham, Schuldgefühle oder Angst ermöglicht es Anderen das tiefste Innere eines Menschen zu erfahren. Die wirklichen Gefühle, Gedanken und Wünsche treten dabei an die Oberfläche. Genau das ist es auch, worauf in einer Konfliktbearbeitung zu achten ist, nämlich dass den Bedürfnissen, Wünschen und Gefühlen Raum gegeben wird und diese offen angesprochen werden können.[52]

Konfliktregelung, -lösung oder -management sind Bezeichnungen für einen Eingriff oder eine Intervention in eine/r Konfliktsituation. Die Unterscheidung dieser Maßnahmen ergibt sich laut Glasl lediglich durch die schwer-

---

[48] Vgl. Glasl, F.: Konfliktmanagement. Ein Handbuch für Führungskräfte, Beraterinnen und Berater, 11., aktual. Auflage; Stuttgart: 2013, S. 20

[49] Glasl, F.: Konfliktmanagement. Ein Handbuch für Führungskräfte, Beraterinnen und Berater, 11., aktual. Auflage; Stuttgart: 2013, S. 20

[50] Vgl. Glasl, F.: Konfliktmanagement. Ein Handbuch für Führungskräfte, Beraterinnen und Berater, 11., aktual. Auflage; Stuttgart: 2013, S. 20

[51] Glasl, F.: Einführung, in Rosenberg, M.B.: Gewaltfreie Kommunikation. Eine Sprache des Lebens, 10. Auflage; Paderborn: 2012, S.15

[52] Vgl. Glasl, F.: Einführung, in Rosenberg, M.B.: Gewaltfreie Kommunikation. Eine Sprache des Lebens, 10. Auflage; Paderborn: 2012, S.15

punktmäßige Ausrichtung entweder auf das Konflikt-Potenzial, den Konflikt-Prozess oder die Konflikt-Folgen.[53]

Der Begriff **Konfliktlösung** meint „[...] die Quellen des Konfliktes beseitigen"[54]. Die gesetzten Interventionen und Eingriffe in die Konfliktsituation richten sich einerseits auf das Konfliktpotential – z.b. die Verbesserung der Organisation im Bereich der Pflegetätigkeit, z.b. wer übernimmt welche Betreuungstätigkeiten – und andererseits auf den Konfliktprozess – z.b. das Offenlegen und Klären der Werte, Einstellungen und Bedürfnisse der Beteiligten.[55] Das Erleben und Wahrnehmen von Ereignissen, z.b. den Umgang mit einem Pflegefall, erfolgt individuell. Kognitiv treten sehr häufig Unterschiede bis hin zu Gegensätzen zwischen den Beteiligten auf. Diese Unterschiede oder auch das Verschieden-Sein bringen neue Ideen und Kreativität ins Leben, die nicht unbedingt zu einem Konflikt führen müssen.[56] „Konfliktlösung strebt deshalb nicht eine Beseitigung dieser Gegensätze an, sondern soll die Parteien lehren, mit ihnen konstruktiv umzugehen."[57] Im Vordergrund steht die Erkenntnis, dass es verschiedene Meinungen und Standpunkte gibt. In weiterer Folge geht es darum mit diesen Gegensätzlichkeiten konstruktiv und wertschätzend umzugehen.

Das Verb **lösen** leitet sich von „[...] ahd. lösen (im Originaltext kursiv), got. lausjan (im Originaltext kursiv), aengl. liesan (im Originaltext kursiv) [...]

---

[53] Vgl. Glasl, F.: Konfliktmanagement. Ein Handbuch für Führungskräfte, Beraterinnen und Berater, 11., aktual. Auflage; Stuttgart: 2013, S. 20 f.
[54] Glasl, F.: Konfliktmanagement. Ein Handbuch für Führungskräfte, Beraterinnen und Berater, 11., aktual. Auflage; Stuttgart: 2013, S. 22
[55] Vgl. Glasl, F.: Konfliktmanagement. Ein Handbuch für Führungskräfte, Beraterinnen und Berater, 11., aktual. Auflage; Stuttgart: 2013, S. 22
[56] Vgl. Glasl, F.: Konfliktmanagement. Ein Handbuch für Führungskräfte, Beraterinnen und Berater, 11., aktual. Auflage; Stuttgart: 2013, S. 18
[57] Glasl, F.: Konfliktmanagement. Ein Handbuch für Führungskräfte, Beraterinnen und Berater, 11., aktual. Auflage; Stuttgart: 2013, S. 18

unter flos behandelten Adjektiv [...][58] ab. Die herkömmliche bzw. ursprüngliche Verwendung von **los** bedeutet *„[...] losmachen, frei machen [...]"*[59] und hat sich im Laufe der Zeit im Sprachgebrauch weiterentwickelt. Lösen kann Anwendung finden im Sinne von zwischenmenschlichen Differenzen aufheben, Probleme innerhalb der Familie klären, emotionale und belastende Verstrickungen innerhalb der Sippe auflösen usw.[60]

Im Rahmen einer Mediation bzw. Konfliktbearbeitung wird den Konfliktparteien die Möglichkeit geboten sich von starren, einschränkenden und festgefahrenen Meinungen und/oder Standpunkten zu lösen *„[...] sich von etwas befreien, trennen [...] durch Nachdenken herausfinden, wie etwas Schwieriges zu bewältigen ist [...]"*[61]. Durch spezielle Fragetechniken und die Gesprächsführung des/der Mediators/in können Probleme angesprochen, und in weiterer Folge gelöst bzw. geklärt werden, wobei familiäre Verstrickungen entwirrt sowie Konflikte und Spannungsfelder beseitigt werden.[62]

Das Substantiv **Regelung** bedeutet *„[..] in bestimmter Form festgelegte Vereinbarung, Vorschrift [...] eine vernünftige, [..] vertragliche, [..] rechtliche Regelung, diese Regelung tritt ab sofort in Kraft [...]"*[63]. Im Rahmen einer Mediation werden die von den Parteien gemeinsam getroffenen Abmachun-

---

58 Duden: Das Herkunftswörterbuch. Etymologie der deutschen Sprache, 4., neu bearbeit. Auflage, Bd. 7; Mannheim: Leipzig: Wien et al.: 2007, S. 494

59 Duden: Das Herkunftswörterbuch. Etymologie der deutschen Sprache, 4., neu bearbeit. Auflage, Bd. 7; Mannheim: Leipzig: Wien et al.: 2007, S. 494

60 Vgl. Duden: Das Herkunftswörterbuch. Etymologie der deutschen Sprache, 4., neu bearbeit. Auflage, Bd. 7; Mannheim: Leipzig: Wien et al.: 2007, S. 494

61 Duden online: http://www.duden.de/node/852498/revisions/1289553/view (22.10.2014, 11:51)

62 Vgl. Wahrig: Deutsches Wörterbuch, 9., vollst. neu bearbeit. und aktual. Auflage; Gütersloh: München: 2011, S. 958

63 Duden online: http://www.duden.de/node/721344/revisions/1173276/view (20.10.2014, 09:02)

gen, oder Übereinkommen (Regelungen) schriftlich als Vertrag oder Vereinbarung festgehalten.

Die Regelung ab- und hergeleitet von Regel bedeutet *„[..] Richtlinie, [..] Vorschrift: Das Substantiv mhd. regel[e] (im Originaltext kursiv), ahd. regula (im Originaltext kursiv) wurde [..] in der Bedeutung »Ordensregel« als Klosterwort [...] übernommen. Dies geht auf lat. regula (im Originaltext kursiv) [..] Richtschnur, Maßstab, [..] zu lat. regere (im Originaltext kursiv) »gerade richten; lenken; [..]« zurück."*[64]. Die Konfliktbereinigung durch die Methode Mediation wird nach einem bestimmten Ablaufschema, einer Struktur im Sinne einer Richtschnur, vorgenommen.

Regelung *„[..] bezeichnet die Aufrechterhaltung des Gleichgewichts eines Systems durch einen Regler [...]"*[65], die Mediation oder andere Konfliktbearbeitungsmethoden können im übertragenen Sinne als Regler fungieren, damit das Gleichgewicht im Familienverbund wieder hergestellt wird. Der/die Mediator/in oder Coach schafft als Regler den Rahmen für alle Beteiligten, die Streitpunkte offen und verständlich darzulegen, um dem Familiensystem die Option zu bieten, eine für alle akzeptable Regelung zu finden.

Regelung folgt dem Wort regeln bzw. Regeln und definiert sich als *„[...] nach bestimmten Regeln, Gesichtspunkten gestalten, abwickeln; ordnend in bestimmte Bahnen lenken, [...] geordnet ablaufen [...] eine Sache vernünftig, sinnvoll [...] regeln"*[66].

---

[64] Duden: Das Herkunftswörterbuch. Etymologie der deutschen Sprache, 4., neu bearbeit. Auflage, Bd. 7; Mannheim: Leipzig: Wien et al.: 2007, S. 659

[65] Fuchs-Heinritz, W./Klimke, D./Lautmann, R. et al.: Lexikon zur Soziologie; 5., überarb. Auflage; Wiesbaden: 2011, S. 562

[66] Duden online: http://www.duden.de/node/721345/revisions/1293296/ view (20.10.2014, 09:22)

Mittels einer Mediation kann man Unstimmigkeiten, Diskrepanzen oder Konfliktherde regeln, d.h. „[...] aus der Welt schaffen, [..] beilegen, [..] einen Ausgleich bewirken [...], entschärfen, [...] ausbügeln; [...]"[67].

Unter dem Adjektiv **geregelt** versteht man die Bedeutung „[...] regelmäßig; geordnet [...] planmäßig, [..]"[68]. In einem Mediationsverfahren werden die einzelnen Interessen und Bedürfnisse der Medianden geordnet, strukturiert und in einem geregelten, planmäßigen Ablauf näher betrachtet, um einen für alle Beteiligten annehmbaren Konsens zu erreichen.

2.3. Bedarf/Bedürfnis

Das Substantiv **Bedarf** bedeutet „Bedürfnis, Erfordernis, [...] Verbrauch, Nachfrage [...] einem ~ **abhelfen**; seinen ~ **decken** [...] ich brauche nichts mehr; [...] danach habe ich kein Bedürfnis, dazu habe ich keine Lust mehr [..]"[69]. Unter Bedarf wird auch „in einer bestimmten Lage Benötigtes, Gewünschtes; [...] bei Bedarf (im Bedarfsfall) eine Tablette einnehmen, [je] nach Bedarf (wie man es braucht) [...]"[70] verstanden. Die belastende Situation, z.B. durch einen plötzlich eintretenden Pflegefall, erfordert neue Möglichkeiten für pflegende Angehörige mit ihren Problemen, Spannungen oder auch Konflikten Gehör zu finden. Der Umgang mit den auftretenden Herausforderungen in solchen Notsituationen bedarf eines entsprechenden externen Hilfe- und Unterstützungsangebots. Für pflegende Angehörige sowie Mitarbeiter/innen der

---

67   Duden: Das Synonymwörterbuch, 5., vollst. überarbeit. Auflage, Bd. 8; Mannheim: Zürich: 2010, S. 729
68   Duden online: http://www.duden.de/node/646105/revisions/1343422/ view (20.10.2014, 09:54)
69   Wahrig: Deutsches Wörterbuch, 9., vollst. neu bearbeit. und aktual. Auflage; Gütersloh: München: 2011, S. 235
70   Duden online: http://www.duden.de/node/720656/revisions/1353464/view (17.03.2015, 19:57)

mobilen Pflege- und Betreuungsdienste wären bei Bedarf an externer Konflikt-bearbeitung entsprechende Unterstützungs- und Hilfeleistungen anzubieten.

Der Begriff **Bedürfnis** wird verstanden als *„Notwendigkeit od. Wunsch, einem Mangel abzuhelfen [...] einer Notwendigkeit, einem Wunsch entsprechen [...]"*[71]. Durch das Beseitigen eines Missstandes kann ein Bedürfnis befriedigt werden.[72] Als Beispiel sei erwähnt, dass eventuell die per Gesetz in der Pfle-gestufe 3 definierte zeitliche Dauer für die mobile Pflege und Betreuung für den/die Pflegebedürftige/n zu wenig ist. Er/Sie hat möglicherweise den Wunsch und das Bedürfnis mehr Zeit zur Verfügung zu haben. Dieser Miss-stand könnte durch vermehrte finanzielle Eigenleistung beseitigt werden.

Im allgemeinen Sprachgebrauch bedeutet **Bedürfnis** *„[..] Verlangen nach etwas; Gefühl, jemandes, einer Sache zu bedürfen, jemanden, etwas nötig zu haben, [..] Lebensnotwendigkeit; etwas was jemand [unbedingt] zum Leben braucht, [...]"*[73].

Um Bedürfnisse auszudrücken ist es wichtig Gefühle klar zu benennen. In einer Konfliktbearbeitung ist darauf zu achten, dass zwischen Gefühlen und Gedanken unterschieden wird. Befinden sich in einem Satz Wörter, wie zum Beispiel - ,fühlen wie; fühlen als ob oder das Gefühl haben, dass' - werden Gefühle nicht klar ausgedrückt.[74] Mit diesen Wörtern wird beschrieben *„[...] was wir darüber denken, wie wir sind."*[75] oder *„[...] wie wir denken, daß ande-*

---

[71] Wahrig: Deutsches Wörterbuch, 9., vollst. neu bearbeit. und aktual. Auf-lage; Gütersloh: München: 2011, S. 237
[72] Vgl. Wahrig: Kompaktwörterbuch der deutschen Sprache, 3., leicht aktu-al. Auflage; Gütersloh: München: 2002, S. 146
[73] Duden online: http://www.duden.de/node/689116/ revisi-ons/1326479/view (17.03.2015, 20:05)
[74] Vgl. Rosenberg, M.B.: Gewaltfreie Kommunikation. Eine Sprache des Lebens, 10. Auflage; Paderborn: 2012, S. 60 f.
[75] Rosenberg, M.B.: Gewaltfreie Kommunikation. Eine Sprache des Lebens, 10. Auflage; Paderborn: 2012, S. 61

re sich verhalten, [...]"[76]. Im Pflegebereich könnten solche ‚Nicht-Gefühle' auftreten in Form von: ich fühle mich überfordert; ich habe das Gefühl, dass mein kranker Vater es mit Absicht macht; ich fühle mich nicht verstanden; usw. Es geht also darum, hinter die Fassade zu schauen, das heißt zu erkennen, ob es sich z.B. um Angst, Enttäuschung oder Wut oder andere Gefühle handelt. Klare Gefühlsäußerungen wie zum Beispiel: ‚ich bin traurig, ich bin ärgerlich, ich bin besorgt, ich bin verletzt, ich bin mutlos' etc. sind an dieser Stelle wünschenswert.

Der Bedarf an Konfliktbearbeitung ist überall dort gegeben, wo Menschen mit Menschen in Beziehung treten. Gerade in sehr intimen Beziehungsverhältnissen, wie sie durch Pflegebedürftigkeit entstehen, ist der Wunsch groß, sich über die Situation und die Belastungen auszutauschen und sich beraten zu lassen. Es bedarf an Angeboten und Möglichkeiten gerade diese Konflikte und Spannungsfelder in der häuslichen Pflege und Betreuung zu lokalisieren und in weiterer Folge zu regeln. Neue Wege für einen konstruktiven Umgang sind in diesen Situationen wünschenswert, damit weitgehend alle (Grund-)Bedürfnisse erfüllt werden können.

Laut Klaus Grawe werden Grundbedürfnisse durch annähernde oder vermeidende motivationale Schemata, *das „[...] sind die Mittel, die das Individuum im Laufe seines Lebens entwickelt, [...]*"[77] – die wiederum auf das Erleben und Verhalten der Person einwirken – befriedigt und vor Verletzung geschützt.[78] Hieraus könnte abgeleitet werden, dass „*[...] Ziele, die ein Mensch im Laufe seines Lebens herausbildet, letztlich der Befriedigung bestimmter Grundbe-*

---

[76] Rosenberg, M.: Gewaltfreie Kommunikation. Eine Sprache des Lebens, 10. Auflage; Paderborn: 2012, S. 61

[77] Grawe, K.: Neuropsychotherapie; Göttingen: Bern: Toronto et. al: 2004, S. 188

[78] Vgl. Grawe, K.: Neuropsychotherapie; Göttingen: Bern: Toronto et. al: 2004, S. 188

dürfnisse dienen."[79] Die mit dem sozialen Umfeld gemachten Erfahrungen lassen einerseits Annäherungsstrategien bei positiver Bedürfnisbefriedigung entwickeln und bringen andererseits Vermeidungsstrategien hervor, sofern gewisse Bedürfnisse nicht erfüllt werden/wurden oder Verletzungen stattgefunden haben. Alle entwickelten Strategien haben oder hatten eine positive Absicht, wobei sich vor allem Vermeidungsstrategien im Laufe der Zeit hinderlich auswirken können, weil dadurch die positive Bedürfnisbefriedigung unterbunden wird. Im Bereich der häuslichen Pflege können solche Vermeidungsstrategien zu Spannungen und Konflikten führen, wenn z.B. schlummernde Konflikte und Verletzungen aus der Vergangenheit weiterhin nicht angesprochen werden oder gar zu Racheaktionen führen.

Zu den Grundbedürfnissen nach Epstein zählen das Bedürfnis nach Orientierung, Kontrolle und Kohärenz; nach Lust; nach Bindung und nach Selbstwerterhöhung. Angelehnt an die genannten Grundbedürfnisse von Epstein bezeichnet Grawe das Bedürfnis nach Kohärenz als Konsistenzprinzip.[80] Unter Konsistenz versteht Grawe *„[...] die Übereinstimmung bzw. Vereinbarkeit der gleichzeitig ablaufenden neuronalen/psychischen Prozesse (im Originaltext kursiv)."*[81] Die Relation der intrapsychischen Prozesse und Zustände spielt hier eine Rolle. Durch entsprechende sensorische Erfahrungen werden die Bedürfnisse verletzt oder befriedigt.[82] Unter Konsistenzprinzip bzw. Konsistenzregulation wird das psychische Funktionieren verstanden, es handelt sich um ein *„Prinzip der innerorganismischen Regulation [..] das allen Einzelbedürfnissen*

---

[79] Grawe, K.: Neuropsychotherapie; Göttingen: Bern: Toronto et. al: 2004, S. 187

[80] Vgl. Grawe, K.: Neuropsychotherapie; Göttingen: Bern: Toronto et. al: 2004, S. 185 f

[81] Grawe, K.: Neuropsychotherapie; Göttingen: Bern: Toronto et. al: 2004, S. 186

[82] Vgl. Grawe, K.: Neuropsychotherapie; Göttingen: Bern: Toronto et. al: 2004, S. 186

übergeordnet ist [...] und damit [..] eine Bedingung für eine gute Befriedigung der Grundbedürfnisse"[83] darstellt.

Gerade während der häuslichen Pflege ist für Pflegende das Erkennen der eigenen (Grund-)Bedürfnisse wichtig. Die Erfüllung der eigenen Bedürfnisse sichert auch ein weiteres stabiles und gesundes Dasein für den/die Pflegebedürftige/n. Eine gewisse Grundstabilität – sei es psychisch oder physisch – ist als pflegende/r Angehörige/r unbedingt notwendig, um in dieser herausfordernden und emotionalen Zeit Stand zu halten. Gleiches gilt für den/die Pflegebedürftige/n, das Registrieren und Ansprechen der eigenen Bedürfnisse darf oder soll in den Vordergrund treten. Dies ermöglicht es z.B. auch über Ängste und Scham zu sprechen, alte Vermeidungsstrategien hinter sich zu lassen und somit Spannungsfelder und Konflikte vorzubeugen.

---

[83]   Grawe, K.: Neuropsychotherapie; Göttingen: Bern: Toronto et. al: 2004, S. 186

3. ZUR SITUATION DER HÄUSLICHEN PFLEGE IN ÖSTERREICH

Dieses Kapitel beschäftigt sich mit der allgemeinen Situation der häuslichen Pflege in Österreich. Einführend wird Allgemeines zur Pflege in Österreich angeführt. Anschließend wird auf die in Österreich bestehenden Betreuungs- und Versorgungsmöglichkeiten, die unter anderem auch ein Konfliktpotenzial innerhalb der Familie beinhalten können, eingegangen. Abschließend wird speziell die häusliche Pflege in Österreich näher betrachtet.

3.1. Allgemeines zu Pflege:

Der Ursprung der Pflegepolitik in Österreich basiert auf Werten und Vorstellungen des Wohlfahrtsmodells der Sozialpolitik, *„[...] in dem die Verantwortung der Familie für Betreuung und Pflege von Angehörigen vor jener des Staates liegt"*[84]. In Österreich werden über 50% der Pflegegeldbezieher zu Hause von Familienmitgliedern gepflegt. In Österreich werden in etwa 0,6 Prozent des BIPs für die Betreuung und Versorgung in Alten- und Pflegeheimen verwendet. Im internationalen Vergleich dieser Ausgaben liegt Österreich vor Deutschland und Frankreich. Gleiches trifft auch auf die örtliche Durchführung der Pflegetätigkeit zu. In Österreich wird die Versorgung zu Hause deutlich der Pflege in stationären Bereichen vorgezogen. Die Wichtigkeit des in-

---

[84] ÖKSA Österreichisches Komitee für Soziale Arbeit: Finanzierung der Pflege in Österreich. Bedarf – Modelle – Perspektiven; St. Pölten: 2008, S. 39

formellen Pflegesektors geht deutlich hervor und erfordert weitere Unterstützungsmöglichkeiten für pflegende Angehörige oder sonstige Pflegende.[85]

Im Jahr 1993 wurde in Österreich ein wichtiger Schritt im Sinne der Sozialvorsorge geleistet. Das Bundespflegegeldgesetz wurde ins Leben gerufen und in der Folge um Änderungen und Verbesserungen, vor allem auch bezüglich der häuslichen Pflege, erweitert. Bereits zu Beginn stand der Sinn und Zweck für dieses Bundesgesetz fest, und zwar „[...] *pflege- und betreuungsbedürftigen Menschen – einerseits durch eine direkte Geldleistung, andererseits durch ein vielfältigeres Angebot an sozialen Sachleistungen – selbständige und bedürfnisorientierte Lebensführung sowie verstärkte Teilnahme am sozialen Leben zu ermöglichen.*"[86]

Die Anzahl der pflegebedürftigen Personen in Österreich ist nicht eindeutig festzustellen. Im Rahmen des Jahrbuchs der Gesundheitsstatistik 2013 wird festgehalten, dass ca. 471.000 Personen mit Aktivitäten im Alltag – zum Beispiel Körperhygiene, selbständigem Aus- und Anziehen und Nahrungsaufnahme – Schwierigkeiten haben. Die Probleme bei der Erfüllung von persönlichen Grundbedürfnissen treten vermehrt bei der Personengruppe im Alter über 75 Jahre auf.[87] Viele Pflege- und Betreuungstätigkeiten werden ausschließlich von Familienangehörigen erbracht und scheinen weder bei den stationären noch bei den mobilen oder ambulanten Pflegediensten auf. Durch die Einführung des Pflegegeldes wird dieser Personenkreis einerseits finanziell unterstützt, andererseits werden Möglichkeiten geboten sich bei der Pflegetätigkeit professionell unterstützen zu lassen.

---

[85] Vgl. ÖKSA Österreichisches Komitee für Soziale Arbeit: Finanzierung der Pflege in Österreich. Bedarf – Modelle – Perspektiven; St. Pölten: 2008, S. 39 ff.

[86] Bundesministerium für Soziales und Konsumentenschutz: 15 Jahre Pflegevorsorge. Bilanz und Ausblick; Wien: 2008, S. 6

[87] Vgl. Statistik Austria: Jahrbuch der Gesundheitsstatistik 2013; Wien: 2014, S. 47

3.1.1. Pflegebedürftigkeit

Auf Hilfe und Unterstützung von anderen angewiesen zu sein, das ist der Zustand der Pflegebedürftigkeit. Das Deutsche Bundesministerium für Gesundheit sieht als pflegebedürftige Personen jene, die *„[...] wegen einer körperlichen, geistigen oder seelischen Krankheit oder Behinderung in erheblichem oder höherem Maße der Hilfe bedürfen."*[88] Der Bedarf an Hilfe- und Unterstützungsleistung betrifft vor allem die Bereiche der Körperhygiene, die Verrichtung von Haushaltstätigkeiten und die Befriedigung der Grundbedürfnisse wie z.B. Essen, An- und Ausziehen. Unter Pflegebedürftigkeit wird auch die *„Notwendigkeit der pflegerischen Versorgung, meist durch Krankheit, Behinderung oder hohes Alter [...]"*[89] verstanden.

Laut einer Studie der deutschen Versicherung Continentale im Jahr 2014 überwiegt bei der Bevölkerung die Angst pflegebedürftig zu werden (vgl. Abbildung 1). Mehr als vier von fünf Personen befürchten im Pflegefall eine Belastung – sei es persönlich oder finanziell – für die Angehörigen zu sein. Des Weiteren wird im Falle einer Pflegebedürftigkeit eine schlechte, medizinische Versorgung sowie die Vereinsamung befürchtet. Der Wunsch zu Hause gepflegt zu werden ist bei der Bevölkerung in Deutschland mit 79% sehr hoch.[90] Für Österreich kann Ähnliches angenommen werden.

Begründet kann dieses Ergebnis zusätzlich mit dem Verlust des Freiheitsgefühls werden. Die eigene Freiheit und die Selbständigkeit sind oft in der Wertehierarchie der Bevölkerung ganz oben angesiedelt. Die Angst sich nicht

---

[88]   Deutsches Bundesministerium für Gesundheit: https://www.bundesgesundheitsministerium.de/themen/ pflege/pflegebeduerftigkeit/pflegebeduerftigkeit.html (04.03.2015, 19:27)

[89]   Döbele, M.: Angehörige pflegen. Ein Ratgeber für die Hauskrankenpflege; Heidelberg: 2008, S. 254

[90]   Vgl. Continentale Krankenversicherung a.G.: Risiko Pflegebedürftigkeit. Unwissenheit verhindert Vorsorge; Dortmund: 2014, S. 10 ff

selber versorgen zu können und in eine – zum Teil zwingende – Abhängigkeit zu gelangen, ist dabei vorherrschend.

Abbildung 1: Die Ängste der Bevölkerung

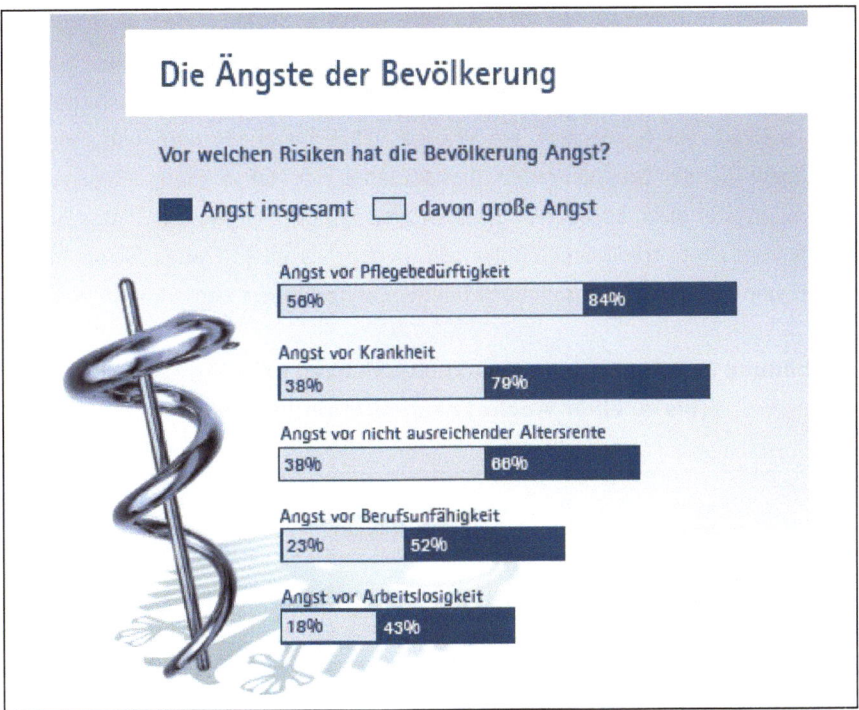

Quelle: Continentale Krankenversicherung a.G.: Risiko Pflegebedürftigkeit. Unwissenheit verhindert Vorsorge; Dortmund: 2014, S. 10

Im Rahmen der Österreichischen Gesundheitsbefragung 2006/2007 wurde ermittelt wer die Pflege bei akuter Krankheit und Pflegebedürftigkeit übernimmt. Neben Alter und Geschlecht ist vor allem die aktuelle Lebenslage ausschlaggebend für die Übernahme der Betreuungs- und Pflegeleistung. Anhand

der Abbildung 2 ist erkennbar, dass bei kurzfristigem Pflegebedarf die Inan-
spruchnahme von externer professioneller Hilfe, z.B. in Form von Sozialen
Diensten, seltener vorkommt. Die Pflege und Betreuung übernehmen zum
überwiegenden Teil die Ehegatten/innen oder Lebensgefährten/innen. Bei der
Gruppe der Frauen über 60 Jahre ist auffallend, dass hier nur acht Prozent auf
Unterstützung durch Soziale Dienste oder sonstige bezahlte Hilfe zurückgrei-
fen. Weitere Unterstützung erfahren weibliche Personen einerseits durch
Freunde, Bekannte und Nachbarn und andererseits von sonstigen Verwandten
im Ausmaß von insgesamt elf Prozent. (Schwieger-)Töchter und Söhne
erbringen bei der Gruppe Frauen über 60 Jahre vier Mal so häufig Pflege- und
Betreuungstätigkeit als bei der gleichen Altersgruppe der Männer.[91] Das noch
stark verbreitete traditionelle Rollenbild, in dem vor allem Frauen für die Pflege zuständig sind, macht sich auch bei der Langzeitpflege bemerkbar.

**Abbildung 2: Betreuung im Krankheitsfall bzw. bei Pflegebedürftigkeit
(bis zu einer Woche) nach Alter und Geschlecht**

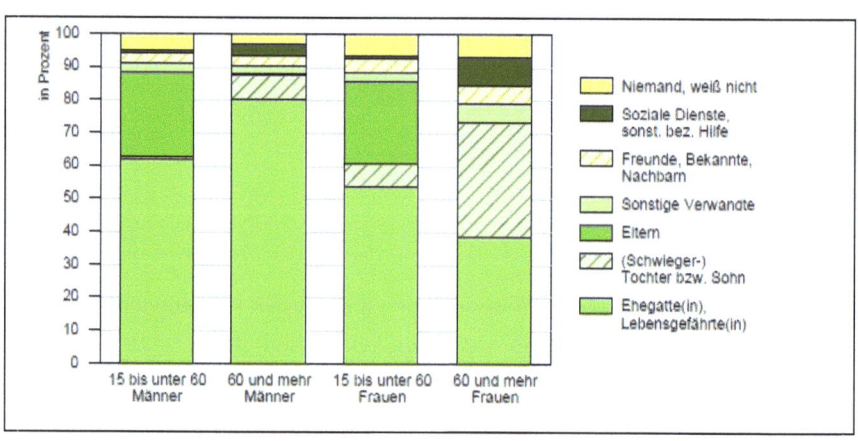

---

[91]   Vgl. Statistik Austria: Österreichische Gesundheitsbefragung 2006/2007.
Hauptergebnisse und methodische Dokumentation; Wien: 2007, S. 27

Quelle: Statistik Austria: Österreichische Gesundheitsbefragung 2006/2007. Hauptergebnisse und methodische Dokumentation; Wien: 2007, S. 27

Wie sieht es also genau im Vergleich dazu bei einer Langzeitpflege oder einer dauerhaften Pflegebedürftigkeit aus? Dies wird anhand nachstehender Abbildung 3 dargestellt. Erfreulich ist die Tatsache, dass *„[...] 76% der älteren Menschen (60+ Jahre) bei länger andauernder Krankheit [...] auf die Betreuung durch Familienangehörige (im Originaltext fett) [...] zählen können"*[92] und *„[..] weitere 3% von Personen aus dem Freundeskreis bzw. von Bekannten oder Nachbarn betreut werden."*[93] Als Familienangehörige werden hier Partner/in, Eltern, Kinder oder Schwiegerkinder und sonstige Verwandte verstanden. Beachtlich ist, dass in 67% dieser Fälle die Pflegeleistung von Frauen erbracht wird. Im Falle einer längeren Pflege- und Betreuungszeit werden bei beiden Geschlechtergruppen über 60 Jahre vermehrt Soziale Dienste und sonstige bezahlte Hilfen in Anspruch genommen. Insgesamt sieben Prozent der Befragten geben an, sie hätten niemanden in ihrem sozialen Umfeld, der sie im Bedarfsfall betreuen könnte. Frauen über 60 Jahre geraten doppelt so oft wie Männer in diese heikle Situation keine Betreuungsressource zur Verfügung zu haben. Der hohe Prozentsatz der Frauen lässt sich auch aufgrund der höheren Wahrscheinlichkeit des Witwenstandes ableiten.[94]

---

[92] Statistik Austria: Österreichische Gesundheitsbefragung 2006/2007. Hauptergebnisse und methodische Dokumentation; Wien: 2007, S. 28
[93] Statistik Austria: Österreichische Gesundheitsbefragung 2006/2007. Hauptergebnisse und methodische Dokumentation; Wien: 2007, S. 28
[94] Vgl. Statistik Austria: Österreichische Gesundheitsbefragung 2006/2007. Hauptergebnisse und methodische Dokumentation; Wien: 2007, S. 10 ff.

Abbildung 3: Betreuung bei längerer Krankheit bzw. bei Pflegebedürftigkeit nach Alter und Geschlecht

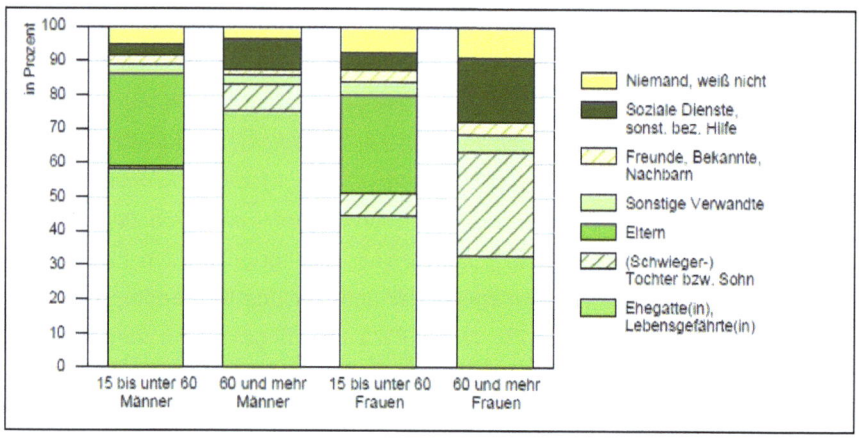

Quelle: Statistik Austria: Österreichische Gesundheitsbefragung 2006/2007. Hauptergebnisse und methodische Dokumentation; Wien: 2007, S. 28

Die favorisierte Form der Betreuung ist laut Continentale-Studie von 2014 mit 79% der Befragten die häusliche Pflege. Generell wünschen sich mehr Männer als Frauen im trauten Heim von Angehörigen gepflegt zu werden. Beinahe jede zweite Frau würde sich die häusliche Pflege ihres Lebensgefährten zumuten. Männer hingegen nehmen für die Pflege der Partnerin gerne Unterstützung in Form von mobilen Pflegediensten in Anspruch. Überraschend ist, dass prinzipiell dem/der Partner/in eher eine häusliche Pflege zuteilwerden soll. Für 17% der Befragten ist für sie selbst ein Pflegeheim vorstellbar, wohingegen nur acht Prozent ihren/ihre Lebenspartner/in in einem Pflegeheim versorgt sehen möchten.[95]

---

[95]   Vgl. Continentale Krankenversicherung a.G.: Risiko Pflegebedürftigkeit. Unwissenheit verhindert Vorsorge; Dortmund: 2014, S. 17 f

3.1.2. Pflegegeld und Pflegestufen

Das in Österreich bestehende Pflegevorsorgesystem sieht für all jene Personen mit entsprechender Pflegebedürftigkeit eine finanzielle Unterstützung vor. Das zur Auszahlung gelangende Pflegegeld ist zweckgebunden und durch das Bundespflegegeldgesetz geregelt. Laut Gesetzestext dient es dazu, *„[...] pflegebedingte Mehraufwendungen pauschaliert abzugelten, um [...] notwendige Betreuung und Hilfe zu sichern sowie die Möglichkeit zu verbessern, ein selbstbestimmtes, bedürfnisorientiertes Leben zu führen."* [96]

Für die Gewährung des Pflegegeldes ist neben der Pflegebedürftigkeit und dem Pflegebedarf – im Ausmaß von mindestens 65 Stunden pro Monat – ein gewöhnlicher Aufenthalt in Österreich notwendig. Die Höhe der finanziellen Unterstützungsleistung, vgl. Tabelle 1, ist abhängig vom erforderlichen Pflegebedarf – Dauer mindestens sechs Monate – und wird in sieben Stufen eingeteilt. Die genaue Ermittlung des Pflegebedarfes wird durch ärztliche Begutachtung von einem Sachverständigen festgestellt. Der Erstantrag sowie Erhöhungsanträge sind beim jeweils zuständigen Versicherungsträger einzubringen. Zu beachten ist, dass die Auszahlung des Pflegegeldes unter bestimmten Voraussetzungen eingestellt wird. Als Beispiele hierzu können ein stationärer Aufenthalt in einem Krankenhaus, Rehabilitationsinstitute oder auch das Verbüßen einer Freiheitsstrafe genannt werden. [97]

---

[96] RIS Bundeskanzleramt Rechtsinformationssystem: Bundespflegegeldgesetz (BPGG), §1; Wien: 2015; https://www.ris.bka.gv.at/GeltendeFassung .wxe? Abfrage=Bundesnormen&Gesetzesnummer=10008859 (04.03.2015, 21:39)

[97] Vgl. RIS Bundeskanzleramt Rechtsinformationssystem: Bundespflegegeldgesetz (BPGG), §1; Wien: 2015; https://www.ris.bka.gv.at/GeltendeFassung .wxe? Abfrage=Bundesnormen&Gesetzesnummer=10008859 (04.03.2015, 21:39)

Tabelle 1: Höhe des Pflegegeldes Stand 2015

Pflegestufe	€ / Monat	Pflegebedarf	
		Std. / Monat	Zusatz
1	154,20	> 65	
2	284,30	> 95	
3	442,90	> 120	
4	664,30	> 160	
5	902,30	> 180	*„[...] und eine dauernde Bereitschaft einer Pflegerin oder eines Pflegers notwendig ist."*[98]
6	1.260,00	> 180	*„[...] und die Betreuung nicht planbar ist oder ständig notwendig ist."*[99]
7	1.655,80	> 180	*„[...] und nicht bewegungsfähig ist."*[100]

Die Antragstellung ist für Berufstätige beim jeweiligen Sozialversicherungsträger vorzunehmen, für Pensionisten/innen und Rentner/innen bei der Pensionsversicherungsanstalt. Nach Genehmigung – mittels Bescheid – erfolgt die Auszahlung des Pflegegeldes monatlich. Bei einer Veränderung des Pflegebedarfs ist z.b. für eine höhere Pflege-Einstufung erneut ein Antrag zu stellen.[101]

Im Falle einer Pflegebedürftigkeit im eigenen zu Hause bleiben zu können ist der Wunsch vieler Betroffener. In Österreich wird durch die finanzielle Zuwen-

---

[98] Bundesministerium für Arbeit, Soziales und Konsumentenschutz: http://www.sozialministeriumservice.at/cms/basb/etr/story.html?channel =CH0008&document=CMS1198239610648 (04.03.2015, 22:44)

[99] Bundesministerium für Arbeit, Soziales und Konsumentenschutz: http://www.sozialministeriumservice.at/cms/basb/etr/story.html?channel =CH0008&document=CMS1198239610648 (04.03.2015, 22:44)

[100] Bundesministerium für Arbeit, Soziales und Konsumentenschutz: http://www.sozialministeriumservice.at/cms/basb/etr/story.html?channel =CH0008&document=CMS1198239610648 (04.03.2015, 22:44)

[101] Vgl. RIS Bundeskanzleramt Rechtsinformationssystem:Bundespflege geldgesetz (BPGG), §1; Wien: 2015; https://www.ris.bka.gv.at/GeltendeFassung .wxe? Abfrage=Bundesnormen&Gesetznummer=10008859 (04.03.2015, 21:39)

dung in Form des Pflegegeldes die Pflege und Betreuung zu Hause unterstützt und dadurch länger ermöglicht. Die Kosten der mobilen Zusatzdienste oder sonstigen Pflegebedarfsartikel können dadurch zumindest teilweise abgedeckt werden.

3.2. Betreuung/Versorgung von Pflegebedürftigen in Österreich

Mit steigendem Alter oder auch aufgrund eines Unfalls werden früher oder später Pflege- und Betreuungsmaßnahmen nötig. Für die Betreuung und Versorgung von Pflegebedürftigen in Österreich gibt es verschiedene Möglichkeiten, welche nachstehend kurz dargestellt werden. Aufgrund des vielfältigen Angebots kann auf die verschiedensten Bedürfnisse und Wünsche für den/die Pflegebedürftige/n eingegangen werden.

3.2.1. Stationäre Betreuung und Pflege

Im stationären Bereich werden verschiedene Wohnformen angeboten. Die Aufnahme und Zusage für eine der Betreuungs- und Pflegeformen ist unter anderem abhängig von der Pflegebedürftigkeit, ob eine häusliche Betreuung möglich ist und vom Wohnsitz.

Die Betreuung und Pflege im **Altenheim/Pensionistenheim** findet in eigenen kleinen Wohnungen oder Appartements statt. Die Unterbringung in dieser Wohnform ist für jene Personen gedacht, die sich eigenständig nicht mehr vollständig versorgen können. Die Unterstützungstätigkeiten reichen von pflegerischen Maßnahmen über Wohnungs- oder Appartementreinigung bis hin zur Verpflegung.[102]

Die Unterbringung im **Pflegeheim/Pflegezentrum** findet meist in Doppel- oder Mehrbettzimmern statt. Die Bauweise dieser Zentren ist so organisiert, dass alle Bereiche barrierefrei zugänglich sind. Aufgenommen werden jene Personen, die wenig bis keine Eigenständigkeit aufweisen und großen Unterstützungsbedarf bei der Alltagsbewältigung haben.[103] Die Versorgung der Pflegebedürftigen wird durch Fachpersonal organisiert. In diesen Institutionen ist eine permanente Beaufsichtigung und Kontrolle gewährleistet. Pflegebedürftige genießen bei Bedarf eine rund um die Uhr Versorgung und Betreuung von ärztlicher und pflegerischer Seite.[104] Eine Aufnahme in ein Pflegeheim kann nur erfolgen, sofern der/die Pflegebedürftige selbst oder sein/ihr gesetzliche/r Vertreter/in dieser Versorgungsform zustimmt. Freiwilligkeit ist oberstes Gebot, d.h. ein Wechsel in eine andere Einrichtung oder nach Hause ist jederzeit möglich.[105]

Die Zielsetzung der Pflegeeinrichtungen wurde in den vergangen Jahrzehnten ständig angepasst. War in den 40iger-Jahren bis Ender der 50iger-Jahren das Hauptziel, die in einfachster Art und Weise durchgeführte Versorgung der betagten Menschen zum Teil auf engsten Raume, wurde bereits in den 60iger- und 70iger-Jahren ein Augenmerk darauf gelegt, dass Modernisierungen in der technischen Ausstattung der Räumlichkeiten berücksichtigt wurden. Ange-

---

[102] Vgl. Steigele, W./Lehner, P.: Wegweiser Pflegebedürftigkeit. Der hilfreiche Leitfaden für Betroffene und Angehörige; Brunn am Gebirge: 2015, S. 240

[103] Vgl. Steigele, W./Lehner, P.: Wegweiser Pflegebedürftigkeit. Der hilfreiche Leitfaden für Betroffene und Angehörige; Brunn am Gebirge: 2015, S. 240

[104] Vgl. Matolycz, E: Pflege von alten Menschen; Wien: 2011, S. 30

[105] Vgl. Steigele, W./Lehner, P.: Wegweiser Pflegebedürftigkeit. Der hilfreiche Leitfaden für Betroffene und Angehörige; Brunn am Gebirge: 2015, S. 241

lehnt an das Vorbild eines ‚Krankenhauses' wurde im pflegerischen Bereich auf die auftretenden körperlichen und/oder geistigen Beschwerden und Einschränkungen der Pflegebedürftigen reagiert. Die dritte Generation der Pflegeeinrichtungen – ab den 80iger-Jahren – lehnten sich an das Modell eines ‚Wohnheimes' an. Hier stand es im Vordergrund, die Räumlichkeiten wohnlich zu gestalten, sodass sich die Bewohner annähernd wie zu Hause fühlen und der Krankenhauscharakter verloren geht. Heutzutage wird von der vierten Generation der Pflegeinstitutionen gesprochen. Als Leitbild dient jetzt die ‚Familie', um den Pflegeheimcharakter zu minimieren. An Bedeutung gewinnen kleinere Wohn- und Hausgemeinschaften, wobei der Privatsphäre mit eigenem Schlaf- und Badbereich Rechnung getragen wird.[106] Gegenwärtig steht die *„[...] Förderung, Erhaltung und der [..] Erwerb eigener Ressourcen [...]"*[107] im Vordergrund, damit trotz Pflegebedürftigkeit ein autonomes und selbstbestimmtes Leben möglich ist.[108] Nachstehend wird noch kurz auf verschiedene Formen der Wohngemeinschaft eingegangen:

Eine **Wohngruppe** ist für jene Personen vorgesehen, die gerne in einer Gemeinschaft leben und mit der Bewältigung des täglichen Lebens Schwierigkeiten haben. Die Wohngruppe, bestehend aus einem guten Mix aus älteren Personen und Personen mit Beeinträchtigung, wird durch Fachpersonal betreut.[109]

Das **Wohnheim** bietet den Bewohnerinnen und Bewohnern eine Betreuung durch ein Team von verschiedenen Professionen, wie etwa Psychologinnen und Psychologen, unterschiedlichen Therapeutinnen und Therapeuten, Pflegekräften, Ehrenamtlichen und Seelsorgern. Die Unterstützungsmaßnahmen

---

[106] Vgl. Matolycz, E: Pflege von alten Menschen; Wien: 2011, S. 33 ff.
[107] Matolycz, E: Pflege von alten Menschen; Wien: 2011, S. 34
[108] Vgl. Matolycz, E: Pflege von alten Menschen; Wien: 2011, S. 34 f.
[109] Vgl. Steigele, W./Lehner, P.: Wegweiser Pflegebedürftigkeit. Der hilfreiche Leitfaden für Betroffene und Angehörige; Brunn am Gebirge: 2015, S. 239

durch Professionisten ermöglichen eine großteils eigenständige Bewältigung des Alltags.[110]

Unabhängigkeit, Sicherheit und Eigenständigkeit stehen bei der Wohnform **Betreutes Wohnen** im Vordergrund. Den Pflegebedürftigen stehen barriere-freie eigene Wohnungen oder Appartements zur Verfügung, die an Pflegeinsti-tutionen angeschlossen sind oder als eigene Wohnhäuser geführt werden. Bei Bedarf können Pflege- und Betreuungsleistungen in Anspruch genommen werden.[111]

Für Sterbende stehen für die letzte Lebensphase eine Pflege und Betreuung in Form von **Stationäres Hospiz** oder einer **Palliativstation** zur Verfügung. Ziel dieser Einrichtungen ist nicht die Ursachenbekämpfung einer Krankheit, sondern die Linderung von Schmerzen und Beschwerden um ein Sterben in Würde zu ermöglichen. Palliativstationen sind in Krankenhäusern installiert, während ein stationäres Hospiz zum Einsatz kommt, wenn die Pflege zu Hause oder in Krankenhäusern nicht möglich ist. Die vorgesehene Verweildauer in diesen Einrichtungen ist auf zwei bis drei Wochen befristet, unter Umständen jedoch auch länger möglich.[112]

3.2.2. Teilstationäre Betreuung und Pflege

Die teilstationären Betreuungs- und Pflegeangebote ermöglichen den Pflege-bedürftigen eine Kombination von zu Hause leben können und tagsüber gut

---

[110] Vgl. Steigele, W./Lehner, P.: Wegweiser Pflegebedürftigkeit. Der hilfreiche Leitfaden für Betroffene und Angehörige; Brunn am Gebirge: 2015, S. 239

[111] Vgl. Steigele, W./Lehner, P.: Wegweiser Pflegebedürftigkeit. Der hilfreiche Leitfaden für Betroffene und Angehörige; Brunn am Gebirge: 2015, S. 239

[112] Vgl. Steigele, W./Lehner, P.: Wegweiser Pflegebedürftigkeit. Der hilfreiche Leitfaden für Betroffene und Angehörige; Brunn am Gebirge: 2015, S. 258 f.

versorgt zu sein oder bieten eine Übergangslösung an. Die Idee ist, dass Pflegebedürftige in diesen Einrichtungen vorübergehend betreut werden. Das Angebot in diesem Bereich reicht von Kurzzeitpflege über Tageszentren bis hin zu Akutgeriatrien oder Formen des betreuten oder betreubaren Wohnens, wie bereits unter dem vorherigen Punkt stationärer Betreuung angeführt.

Das Angebot der **Kurzzeitpflege** ist, wie der Name schon sagt, zeitlich beschränkt. Diese Versorgungsform findet Anwendung unter anderem nach einem Krankenhausaufenthalt oder als zeitliche Entlastung für pflegende Angehörige oder weil kurzfristig ein höherer Bedarf an Pflege besteht.[113] Diese Betreuungsvariante bietet eine gute Möglichkeit pflegende Angehörige zu entlasten. Die Unterbringung des/der Pflegebedürftigen in einer Einrichtung für Kurzzeitpflege bietet den pflegenden Angehörigen die Möglichkeit, sich selber zu entspannen und einmal Urlaub machen zu können. Eine kurze Auszeit von der belastenden Situation lässt ein wenig Abstand gewinnen und die Energietanks werden wieder aufgeladen.[114]

Kurzzeitpflege findet unter anderem Anwendung nach einem Krankenhausaufenthalt, um einerseits die Mobilität und Eigenständigkeit des/der Pflegebedürftigen wiederherzustellen oder zu erhöhen, und um andererseits den pflegenden Angehörigen die Möglichkeit zu geben anderweitige Unterbringungs- und Pflegevarianten abzuklären. Während des Aufenthalts können Vorbereitungen getroffen werden um in der eigenen Wohnung die Pflege- und Betreuung zu ermöglichen. Hierzu zählen z.B. Umbauarbeiten von Bad, WC sowie sonstiger Räumlichkeiten, damit eine barrierefreie Bewegung und Hilfe möglich ist. Die Abklärung von weiteren Hilfs- und Unterstützungsmöglichkeiten wie z.B. fi-

---

[113] Vgl. Matolycz, E: Pflege von alten Menschen; Wien: 2011, S. 29 f.
[114] Vgl. Matolycz, E: Pflege von alten Menschen; Wien: 2011, S. 30

nanzielle Zuwendungen, mobile Dienste, Essen auf Rädern etc. kann ebenfalls während dieser Betreuungsform durchgeführt werden.[115]

Tageszentren bieten die Möglichkeit einer Betreuung und Pflege von nicht bettlägerigen Pflegebedürftigen. Im Vordergrund des Tätigkeitsbereichs stehen Bewegung, Therapie und unterschiedliche Beschäftigungsmöglichkeiten wie z.b. gemeinsames Basteln, Musizieren oder Ausflüge etc. um diese Personen in die Gemeinschaft zu integrieren und einer Isolation vorzubeugen. Diese Betreuungsform findet hauptsächlich wochentags von 08.00 bis 17.00 Uhr statt und kann, je nach Bedarf, auch nur tageweise in Anspruch genommen werden. Diese Form der Versorgung von Pflegebedürftigen ist für berufstätige (pflegende) Angehörige ideal. Tagsüber ist der/die Pflegebedürftige gut versorgt, und er/sie kann abends und am Wochenende das Familienleben zu Hause genießen.[116]

Das **Tageshospiz** bietet Schwerstkranken die Möglichkeit wochentags von einem multiprofessionellen Team im palliativen Sinne versorgt und beraten zu werden. Mit dieser Form können einerseits pflegende Angehörige entlastet werden und ein Verbleiben zu Hause – gegebenenfalls bis zum Tod – ermöglicht werden.[117]

3.2.3. Extramurale Betreuung und Pflege

Unter einer extramuralen Pflege und Betreuung wird die Versorgung im eigenen Heim, in der eigenen Wohnung verstanden. Pflegebedürftige werden zu Hause von Mitarbeitern unterschiedlicher Dienstleister aufgesucht und ver-

---

[115] Vgl. Matolycz, E: Pflege von alten Menschen; Wien: 2011, S. 30
[116] Vgl. Matolycz, E: Pflege von alten Menschen; Wien: 2011, S. 31 f.
[117] Vgl. Steigele, W./Lehner, P.: Wegweiser Pflegebedürftigkeit. Der hilfreiche Leitfaden für Betroffene und Angehörige; Brunn am Gebirge: 2015, S. 258

sorgt. Synonyme für den extramuralen Bereich sind mobile oder ambulante Dienste, Gesundheitsdienste oder spitalsexterne Dienstleistungen. In diesen Bereich fallen die Dienstleistungen der Heimhilfe, Hauskrankenpflege, medizinische Krankenpflege, Besuchs- und Reinigungsdienste sowie die Personenbetreuung.[118]

Die **Heimhilfe** unterstützt bei Aufgaben der allgemeinen Hausarbeit um das selbständige Leben zu erleichtern. Das Dienstleistungsspektrum umfasst hier zum Beispiel Reinigungstätigkeiten, die Zubereitung von Mahlzeiten, das Einkaufen, Hilfe bei der Körperpflege und Unterstützung beim An- und Auskleiden usw.[119]

Sofern mehr Unterstützungsleistung nötig ist, bedarf es der **Hauskrankenpflege**. Das Aufgabengebiet inkludiert bereits pflegerische Maßnahmen z.b. der Körperhygiene und erstreckt sich von Wundversorgung, Mobilisation und Lagerung über Krankenbeobachtung bis hin zu prophylaktischen Pflegemaßnahmen.[120] Geht es darum die Zeit im Krankenhaus zu verkürzen oder zu ersetzen, besteht die Möglichkeit einer **medizinischen Hauskrankenpflege**. Dieser Dienst kann für vier Wochen in Anspruch genommen werden, danach ist eine chefärztliche Bewilligung erforderlich. Zu den durchgeführten Tätigkeiten gehören unter anderem das Setzen von Injektionen und Blasenkathetern, Blutentnahme, Wundmanagement und Verbandwechsel. Diese Aufgaben umfassen also besondere Pflegeleistungen, darunter wird das Mitwirken bei diagnostischen und therapeutischen Maßnahmen verstanden.[121]

Eine Sonderform bildet der **mobile Hospiz- oder Palliativdienst**. Ein Team aus Professionisten im ärztlichen, pflegerischen Bereich sowie ehrenamtliche

---

[118] Vgl. Matolycz, E: Pflege von alten Menschen; Wien: 2011, S. 24 f.
[119] Vgl. Matolycz, E: Pflege von alten Menschen; Wien: 2011, S. 25
[120] Vgl. Matolycz, E: Pflege von alten Menschen; Wien: 2011, S. 25
[121] Vgl. Matolycz, E: Pflege von alten Menschen; Wien: 2011, S. 26

Mitarbeiter/innen steht Schwerstkranken, Sterbenden und pflegenden Angehörigen beratend und begleitend zur Seite. Neben der fachlichen Beratung
betreffend Schmerztherapie, pflegerische Versorgung etc. wird vor allem auch
seelische Unterstützung und Krisenintervention geboten um ein Sterben für
den/die Schwerkranke/n zu Hause zu ermöglich. Trauernde Angehörige haben
nach dem Ableben des/der Pflegebedürftigen die Möglichkeit eine Trauerbegleitung oder Austausch in Selbsthilfegruppen – Trauergruppen – in Anspruch
zu nehmen.[122]

Zur Förderung der sozialen Kontakte können **Besuchsdienste** in Anspruch
genommen werden. Die Besuchsdienste erfolgen meist auf freiwilliger, ehrenamtlicher Basis und beinhalten z.B. die Begleitung zu Terminen, Spaziergän-
ge, die Erledigung von Einkäufen oder auch Aktivitäten zum Zeitvertreib wie
gemeinsame Spiele oder Gespräche etc.[123]

Wird lediglich Hilfe bei Reinigungs- und Aufräumarbeiten wie Staub wischen,
Waschen und Bügeln der Kleidung, etc. benötigt, ist die Inanspruchnahme von
Reinigungsdiensten die richtige Wahl. Ausgeschlossen von diesem Tätig-
keitsbereich sind pflegerische Unterstützungen, diese sind den Pflegehilfen
vorbehalten.[124]

Die **Personenbetreuung,** oder auch **24-Stunden-Betreuung** genannt, ist
eine weitere Versorgungsform um in der gewohnten Umgebung und im eigenen Heim verbleiben zu können. Die beinhalteten Tätigkeiten einer 24-
Stunden-Betreuung sind neben den haushaltsnahen Aufgaben wie z.B. Woh-
nungsreinigung, Besorgungen machen oder Nahrungszubereitung und -
verabreichung auch die Unterstützung bei und der Erhalt von sozialen Kontak-

---

[122] Vgl. Steigele, W./Lehner, P.: Wegweiser Pflegebedürftigkeit. Der hilfreiche
Leitfaden für Betroffene und Angehörige; Brunn am Gebirge: 2015, S.
257
[123] Vgl. Matolycz, E: Pflege von alten Menschen; Wien: 2011, S. 26
[124] Vgl. Matolycz, E: Pflege von alten Menschen; Wien: 2011, S. 27

ten sowie die Freizeitgestaltung. Sofern die Aufgaben jener einer ‚Heimhilfe'
übersteigen oder medizinische Probleme vorliegen, ist eine entsprechende
Einschulung und Erlaubnis nötig. Die pflegerischen Maßnahmen können durch
eine/n Arzt/in oder von diplomierten Pflegefachkräften vorgezeigt und auf
die/den 24-Stunden-Betreuer/in übertragen werden. Eine ausführliche Dokumentation und eine kontinuierliche Kontrolle dieser Aufgaben sowie die Zu-
stimmung von Seiten des/der Pflegebedürftigen oder dessen gesetzlichem
Vertreter sind sicherzustellen.[125]

Die wichtigsten gesetzlichen Grundlagen für die Personenbetreuung sind geregelt in:

- Hausbetreuungsgesetz (HbeG)
- Gewerbeordnung (GewO) §§ 159 und 160
- Verordnung des Bundesministers für Wirtschaft und Arbeit gemäß §
  69 GewO
- Gesundheits- und Krankenpflegegesetz (GuKG) § 3b
- Ärztegesetz (ÄrzteG) § 50b
- Bundespflegegeldgesetz (BPGG) § 21b
- Richtlinien des Bundesministers für Soziales und Konsumentenschutz
  gemäß BPGG § 21b[126]

In Österreich stehen drei Varianten für eine legale Organisation dieser
Betreuungsform zur Verfügung.

---

[125] Vgl. Steigele, W./Lehner, P.: Wegweiser Pflegebedürftigkeit. Der hilfreiche
Leitfaden für Betroffene und Angehörige; Brunn am Gebirge: 2015, S.
205 f.
[126] Vgl. Wirtschaftskammern Österreich: Wirtschaftsrecht. Daheim statt ins
Heim: 2015, S. 36 ff.; https://www.wko.at/Content.Node/Service/ Wirt-
schaftsrecht-und-Gewerberecht/Gewerberecht/Gewerberecht-
allgemein/Leitfaden_ Personenbetreuer.pdf (27.03.2015, 21:19)

- Unselbständigen-Modell: Hier besteht ein Anstellungsverhältnis, die Betreuungsperson wird vom Pflegebedürftigen oder dessen Familie angestellt.

- Träger-Modell: Die Durchführung dieser Betreuungsvariante wird durch eine Trägerorganisation (z.B. Rotes Kreuz, Caritas, Hilfswerk) organisiert.

- Selbständigen-Modell: Bei dieser Variante besteht ein Vertrag zwischen Betreuungsperson und Pflegebedürftige/n oder dessen Familie.[127] Diese Art der Betreuung – im gesetzlichen Rahmen des Selbständigen-Modells – wird aus Kostengründen vor allem von Personen aus Osteuropa durchgeführt. Für die Befähigung zur Ausübung in Österreich ist zumindest eine theoretische Heimhilfeausbildung nachzuweisen. Je nach Herkunftsland gibt es im Hinblick auf das Ausbildungsniveau Schwankungen. Von Seiten des Inanspruchnehmers – der Pflegebedürftigen oder deren Familien – sind unter anderem als Voraussetzung für diese Betreuungsform ein eigenes Zimmer für die Betreuungsperson sowie deren Anmeldung als Nebenwohnsitz notwendig. Damit eine dauerhafte Betreuung gewährleistet ist, wird meist mit zwei Personenbetreuer/innen ein Vertrag geschlossen. Die Anwesenheit einer Betreuungsperson wechselt meist in einem zwei- bis dreiwöchigen Intervall.[128]

---

[127] Vgl. Wirtschaftskammern Österreich: Wirtschaftsrecht. Daheim statt ins Heim.: 2015, S. 4; https://www.wko.at/Content.node/Service/ Wirtschaftsrecht-und-Gewerberecht/Gewerberecht/Gewerberecht-allgemein/Leitfaden_ Personenbetreuer.pdf (27.03.2015, 21:19)

[128] Vgl. Steigele, W./Lehner, P.: Wegweiser Pflegebedürftigkeit. Der hilfreiche Leitfaden für Betroffene und Angehörige; Brunn am Gebirge: 2015, S. 208 f.

3.3. Weitere Unterstützungsmöglichkeiten für pflegende Angehörige

In diesem Punkt wird auf die weiteren Unterstützungsmöglichkeiten in finanzieller Hinsicht aber auch bezüglich anderer Aspekte wie die zeitliche Unterstützung für pflegende Angehörige eingegangen.

3.3.1. Zeitliche Unterstützung – arbeitsrechtliche Möglichkeiten

Als Übergangslösung bietet die **Pflegekarenz und Pflegeteilzeit** den Angehörigen – meist bei einem plötzlich eintretenden Pflegefall eines nahen Angehörigen – die Möglichkeit sich von der Arbeit karenzieren oder die Normalarbeitszeit herabsetzen zu lassen. Zu dem Personenkreis der nahen Angehörigen zählen:

- Ehegatten / Ehegattin
- Eltern, Groß-, Adoptiv- und Pflegeeltern
- Kinder, Enkel-, Stief-, Adoptiv- und Pflegekinder
- Lebensgefährten / Lebensgefährtin und deren Kinder
- Eingetragene Partner, Partnerin und deren Kinder
- Geschwister
- Schwiegereltern und -kinder[129]

---

[129] Bundesministerium für Arbeit, Soziales und Konsumentenschutz: Pflegekarenz/Pflegeteilzeit und Familienhospizkarenz/Familienhospizteilzeit. Ein Überblick; Wien: 2014, S. 17;http://www.sozialministeriumservice.at/cms/site/ attachments//8/0/2/CH0032/CMS1388658615941/broschuere_nov._2014_pflegekarenz_pflegeteilzeit_web.pdf (12.04.2015, 19:54)

Während der Pflegekarenz bzw. -teilzeit können die verschiedenen Möglichkeiten der Pflege- und Betreuungsformen verglichen, mit der Familie abgestimmt und organisiert werden. Im arbeitsrechtlichen Sinne ist hier eine schriftliche Vereinbarung zwischen dem/der Arbeitgeber/in und der/die Arbeitnehmer/in zu schließen, in welcher der Beginn, die Dauer bzw. bei der Pflegeteilzeit auch das Ausmaß und die Verteilung der Normalarbeitszeit festzuhalten ist. Der Antritt einer Pflegekarenz oder -teilzeit ist abhängig von der bewilligten Pflegegeldstufe – mindestens Pflegestufe drei – der nahen Angehörigen. Die Inanspruchnahme einer Pflegekarenz oder -teilzeit ist für die Dauer von ein bis längstens drei Monaten möglich.[130]

Die **Familienhospizkarenz/-hospizteilzeit** bietet pflegenden Angehörigen die Möglichkeit bei nahen Angehörigen, deren Gesundheitszustand lebensbedrohlich ist, Sterbebegleitung, seelische Unterstützung und Beistand zu leisten. Das Vorliegen einer Pflegebedürftigkeit, der Betreuungsbedarf des/der Pflegebedürftigen oder ein gemeinsamer Haushalt ist nicht notwendig. Die Mitteilung an den/die Arbeitgeber/in hat spätestens fünf Tage vor Antritt der Maßnahme schriftlich zu erfolgen. Des Weiteren ist ein entsprechender Nachweis, z.B. die Bestätigung eines/r Arztes/Ärztin vorzulegen und ein entsprechendes Verwandtschaftsverhältnis nachzuweisen. Für die Ausübung der Sterbebegleitung stehen bezüglich der Arbeitszeitaufteilung drei Möglichkeiten zur Auswahl:

- Herabsetzung der Arbeitszeit
- Änderung der Lage der Normalarbeitszeit

---

[130] Vgl. Bundesministerium für Arbeit, Soziales und Konsumentenschutz: Pflegekarenz/Pflegeteilzeit und Familienhospizkrenz/Familienhospizteilzeit. Ein Überblick; Wien: 2014, S. 15 ff.; http://www.sozialministerium service.at/cms/ sie/attachments//8/0/2/CH0032/CMS1388658615941/ broschuere_nov._2014_pflegekarenz_pflegeteilzeit_web.pdf (12.04.2015, 19:54)

- Karenz (in diesem Fall ist zu beachten, dass das Entgelt entfällt)[131]

Die Maßnahme der Sterbebegleitung kann für einen Zeitraum von drei Monaten verlangt werden, unter Umständen ist eine Verlängerung auf längstens sechs Monate möglich. Ein Kündigungs- und Entlassungsschutz besteht ab Meldung der Maßnahme beim Arbeitgeber bis vier Wochen nach Ende der Sterbebegleitung.[132]

3.3.2. Finanzielle Unterstützung

Eine finanzielle Unterstützung stellt das **Pflegekarenzgeld** dar. Dieser Zuschuss steht jenen Personen zu, die entweder eine Pflegekarenz, -teilzeit oder Familienhospiz bzw. -hospizteilzeit in Anspruch nehmen. Die Bezugsdauer dieser finanziellen Hilfestellung ist angepasst an die schriftliche (Pflegekarenz- oder Familienhospiz-)Vereinbarung mit dem/der Arbeitgeber/in und ist für die Dauer von einem Monat bis drei Monaten pro Pflegebedürftiger/m möglich. Sofern mindestens zwei Personen für ein und denselben/dieselbe Pflegebedürftige/n die Pflegekarenz/-teilzeit in Anspruch nehmen, kann die Ausschöpfung des Pflegekarenzgeldbezugs auf längstens sechs Monate ausgedehnt werden. Bei erhöhtem Pflegebedarf – mindestens um eine Pflegestufe – ist eine neuerliche Inanspruchnahme von längstens sechs Monaten möglich,

---

[131] Vgl. Bundesministerium für Arbeit, Soziales und Konsumentenschutz: Pflegekarenz/Pflegeteilzeit und Familienhospizkrenz/Familienhospizteilzeit. Ein Überblick; Wien: 2014, S. 9 ff. ; http://www.sozialministeriumservice .at/cms/sie/attachments//8/0/2/CH0032/CMS1388658615941/broschuere _nov._2014_pflegekarenz_pflegeteilzeit_web.pdf (12.04.2015, 19:54)

[132] Vgl. Bundesministerium für Arbeit, Soziales und Konsumentenschutz: Pflegekarenz/Pflegeteilzeit und Familienhospizkrenz/Familienhospizteil zeit. Ein Überblick; Wien: 2014, S. 10 ff.; http://www.sozialministeriumservice.at/cms/ site/attachments//8/0/2/ CH0032/CMS1388658615941/broschuere_nov._2014_pflegekarenz_pfleg eteilzeit_web.pdf (12.04.2015, 19:54)

somit können maximal zwölf Monate für eine/n Pflegebedürftige/n genutzt werden.[133]

Unter speziellen Voraussetzungen besteht im Falle einer Familienhospizkarenz ein Anspruch auf einen weiteren finanziellen Zuschuss, der **Familienhospiz-karenz-Härteausgleich**. Dieser Zuschuss soll bei Entfall eines gesamten Einkommens als Abfederung und Ausgleich dienen.[134]

Im Falle einer Karenzierung besteht die Möglichkeit eine gesonderte Versicherung bei der **Kranken- und Pensionsversicherungsanstalt** abzuschließen. Mit dieser Sachleistungsversicherung ist der Erwerb von Beitragszeiten für die Pensionsversicherung gewährleistet. Zu beachten ist dabei, dass kein Anspruch auf Krankengeld besteht.[135]

Als weitere mögliche finanzielle Hilfestellungen bei Familienhospizkarenz können unter anderem folgende Möglichkeiten ausgeschöpft werden:

- Änderung der Auszahlung des Pflegegeldes

---

[133] Vgl. Bundesministerium für Arbeit, Soziales und Konsumentenschutz: Pflegekarenz/Pflegeteilzeit und Familienhospizkarenz/Familienhospizteil zeit. Ein Überblick; Wien: 2014, S. 29 ff. ; http://www.sozialministeriumservice.at/cms/site/attachments//8/0/2/CH 0032/CMS1388658615941/broschuere_nov._2014_pflegekarenz_pflegetei lzeit_web.pdf (12.04.2015, 19:54)

[134] Vgl. Bundesministerium für Arbeit, Soziales und Konsumentenschutz: Pflegekarenz/Pflegeteilzeit und Familienhospizkarenz/Familienhospiz teil-zeit. Ein Überblick; Wien: 2014, S. 38 ; http://www.sozialministeriumservice.at/cms/site/attachments//8/0/2/CH 0032/CMS1388658615941/broschuere_nov._2014_pflegekarenz_pflegetei lzeit_web.pdf (12.04.2015, 19:54)

[135] Vgl. Bundesministerium für Arbeit, Soziales und Konsumentenschutz: Pflegekarenz/Pflegeteilzeit und Familienhospizkarenz/Familienhospiz teil-zeit. Ein Überblick; Wien: 2014, S. 39 ; http://www.sozialministeriumservice.at/cms/site/attachments//8/0/2/CH 0032/CMS1388658615941/broschuere_nov._2014_pflegekarenz_pflegetei lzeit_web.pdf (12.04.2015, 19:54)

- Vorschüsse auf Pflegegeld
- Förderung der 24-Stunden-Betreuung[136]

Diese erwähnten Förderungen, Zuschüsse und Möglichkeiten dienen dazu, den Pflegebedürftigen eine möglichst lange Betreuung zu Hause zu gewährleisten und die finanziellen und zeitlichen Einschränkungen der pflegenden Angehörigen zumindest teilweise auszugleichen. Aufgrund der vermehrten organisatorischen und finanziellen Belastungen sind trotz dieser Formen der Unterstützung innerhalb des Familienverbundes Spannungsfelder und Unstimmigkeiten nicht auszuschließen.

---

[136] Vgl. Bundesministerium für Arbeit, Soziales und Konsumentenschutz: Pflegekarenz/Pflegeteilzeit und Familienhospizkarenz/Familienhospiz teilzeit. Ein Überblick; Wien: 2014, S. 41 f.
http://www.sozialministeriumservice.at/cms/site/attachments//8/0/2/CH0032/CMS1388658615941/broschuere_nov._2014_pflegekarenz_pflegeteilzeit_web.pdf (12.04.2015, 19:54)

4. KONFLIKTE UND SPANNUNGSFELDER IM PFLEGEBEREICH

In diesem Kapitel wird auf die verschiedensten Spannungs- und Konfliktfelder der Pflege, speziell im Bereich der häuslichen Pflege eingegangen.

4.1. Intrapersonaler Bereich

Unter intrapersonalen Konflikten sind Konflikte zu verstehen, die innerhalb einer Person auftreten oder den inneren Zustand einer Person betreffen. Es ist eine Art innerer Zerrissenheit, bei der sich zwei oder mehrere Interessen oder Bedürfnisse einer Person nicht vereinbaren lassen. [137]

Innere Konflikte – auch kognitive Dissonanz genannt – hervorgerufen durch nicht vereinbare Kognitionen führen aufgrund unangenehm empfundener Zustände zur Dissonanzreduktion.[138] Unter Kognitionen sind *„[...] die mentalen Prozesse der Informationsverarbeitung [...]"[139]* zu verstehen, wie z.B. *„[...] Wahrnehmung, Erkennen, Vorstellen, Urteilen, Gedächtnis, Lernen, Denken."[140]* Unter Dissonanzreduktion wird der *„[...] Versuch, den als unangenehm erlebten Zustand [...] zu überwinden und Konsistenz (im Originaltext kursiv) herzustellen; [...]"[141]* verstanden. Stehen zwei oder mehrere Gedanken in relevanter Beziehung und befinden sich gleichzeitig nicht im Einklang, d.h. in Dissonanz – z.B. meine Mutter ist krank, sie braucht meine Hilfe, ich muss

---

[137] Vgl. Universität Wien: http://konfliktberatung.univie.ac.at/grundlagen-ueber-konflikte/definition-von-konflikten/ (11.05.2015, 11:52)

[138] Vgl. Werth, L./Mayer, J.: Sozialpsychologie; Berlin: Heidelberg: 2008, S. 553

[139] Werth, L./Mayer, J.: Sozialpsychologie; Berlin: Heidelberg: 2008, S. 553

[140] Werth, L./Mayer, J.: Sozialpsychologie; Berlin: Heidelberg: 2008, S. 553

[141] Werth, L./Mayer, J.: Sozialpsychologie; Berlin: Heidelberg: 2008, S. 547

aber arbeiten gehen und habe keine Zeit... –, wird dies zu Spannungen, innerer Unruhe, unangenehmen Gefühlen und somit zu inneren Konflikten führen.[142]

4.1.1. Pflegebedürftige/Pflegende

Ein plötzliches oder schleichendes Krankheitsgeschehen und eine daraus resultierende Pflegebedürftigkeit löst bei den Betroffenen unterschiedliche Gefühle aus. Der Verlust der Eigenständigkeit und damit das Angewiesen sein auf permanente Hilfe kann sich bei **Pflegebedürftigen** in Hilflosigkeit, Wut und Zorn äußern, aber auch in Form von Angst und/oder in Depressionen zeigen. In dieser sehr emotionalen, schwierigen Zeit treten innere Dialoge, Fragen und Konflikte zutage, die es dem/der Betroffenen nicht gerade leicht machen sich damit auseinanderzusetzen. Die Akzeptanz, oder besser gesagt das Annehmen der aktuellen Situation fällt meist schwer und bringt Verhaltensweisen hervor, die unter Umständen das soziale Umfeld beeinträchtigen und zu zwischenmenschlichen Konflikten führen können.[143]

Den Personenkreis der **Pflegenden** und/oder der **pflegenden Angehörigen** treffen ebenfalls intrapersonale Konflikte. Das Durchleuchten der eigenen Einstellungen, Werte und Bedürfnisse sowie der Aufgaben betreffend der neu entstandenen Pflegesituation ist die Grundvoraussetzung um eine konfliktfreie Zeit für sich selbst und den/die Pflegebedürftige/n zu schaffen. Hierbei geht es darum sich mit Fragen zu beschäftigen, wie zum Beispiel ob man die Pflege übernehmen kann und will, und aus welchen Beweggründen die Pflege übernommen wird: Ist es aufgrund von Pflicht, Schuld, starker emotionaler Verbundenheit, Dankbarkeit, dem Selbstverständnis, aus einem Abhängigkeitsverhältnis, aus Tradition, etc.? (vgl. Punkt 4.2.1). Ein weiterer und wichtiger

---

[142] Vgl. Werth, L./Mayer, J.: Sozialpsychologie; Berlin: Heidelberg: 2008, S. 227
[143] Vgl. Reinisch, J.: Praxisbuch Hauskrankenpflege; Graz: 1999, S. 16 f.

Punkt ist für sich selbst zu klären und zu überlegen, welche Art von Beziehung zum/zur Pflegebedürftigen besteht, und ob es ungeklärte Spannungen und Diskrepanzen gibt oder alte, latente bzw. nicht geregelte Konflikte existieren.[144]

Die nachstehend angeführten Konfliktfelder betreffen einerseits die Pflegebedürftigen und andererseits die Pflegenden.

4.1.2. Loslassen/Abschied nehmen

Das Thema loslassen und Abschied nehmen, und damit die Konfrontation mit der Sterblichkeit und dem Tod tritt in diesen Situationen schnell an die Oberfläche. Die Frage nach dem Sinn – woher, wohin, warum – drängt sich bei Pflegebedürftigen in das Bewusstsein und will bearbeitet oder verarbeitet werden. Das An- und Aussprechen von Bedürfnissen, Ängsten und Wünschen ist in solchen Situationen nicht leicht und wird oft unterdrückt. Gefühle wie Scham und andere bedrückende Emotionen, sowie angelernte Verhaltensweisen, Kommunikationsmuster oder Tabus, verhindern in vielen Fällen eine wertschätzende Kommunikation und eine Lösung der inneren und äußeren Konflikte und eine Erleichterung der psychischen Zustände. Externe Ansprechpartner/innen, wie z.B. Seelsorger/innen aber auch Lebens- und Sozialberater/innen stehen als Begleitung für diese schwierige Zeit zur Verfügung, damit die inneren Konflikte bearbeitet werden können. Eine Art der Gesprächsführung, bei der auf die Ängste, Befürchtungen, Wünsche und Bedürfnisse der betroffenen Menschen eingegangen wird, lässt entsprechend Raum, damit für den/die Pflegebedürftige/n eine emotionale Entlastung entsteht. Dies wirkt heilend auf die inneren Konflikte. Ist die Auseinandersetzung mit der eigenen Vergänglichkeit geschehen, erleichtert dies auch das Ansprechen

---

[144] Vgl. Reinisch, J.: Praxisbuch Hauskrankenpflege; Graz: 1999, S. 25 f.

dieses Themas bei den nahestehenden und liebsten Personen und macht somit den Abschiedsprozess erträglicher.[145]

Nicht nur für die Pflegebedürftigen, sondern auch für die (pflegenden) Angehörigen ist das Befassen mit dem Thema Tod, Abschied und Sterblichkeit unabdinglich. Dieses emotionale und sensible Thema ist in unserer Gesellschaft leider immer noch ein Tabuthema, daher ist hier eine wertschätzende offene Kommunikation besonders wichtig und kann für alle Beteiligten sehr hilfreich und befreiend wirken.

4.1.3. Überforderung/fehlende Selbstachtung

Die Überforderung aufgrund von Doppel- oder Mehrbelastung, eine falsche Selbsteinschätzung, Schwierigkeiten mit dem ‚Nein-Sagen' oder mit dem Einfordern von Hilfe und Unterstützung etc. können bei Pflegenden dazu führen, die eigenen Bedürfnisse zu vernachlässigen. Steht die Aufopferung gegenüber dem/der Pflegebedürftigen im Vordergrund, stehen den Pflegenden nur wenige bis keine Erholungsphasen zur Verfügung. Gewollt oder ungewollt wird dabei auf den eigenen Freiraum und die eigene Freizeit verzichtet, und als Folge entstehen – abgesehen vom körperlichen Raubbau – auch eigene Werte- und Bedürfnisverletzungen, die zu bedrückenden inneren Zuständen bis hin zu Traumata führen können. Die daraus entstehenden, nicht bearbeiteten oder nicht geklärten inneren Konflikte zeigen sich dann unter anderem in Frust, Depression, Aggression oder Burn-out.

Auf die Selbstachtung und Selbstsorge während einer Pflegezeit zu achten fällt oftmals nicht leicht. Das Gebot der Nächstenliebe ‚Liebe deinen nächsten wie dich selbst' steht zwar theoretisch im Vordergrund. Dennoch besteht die Gefahr der völligen Aufopferung, bei der der/die Pflegende auf sich selbst ver-

---

[145] Vgl. Reinisch, J.: Praxisbuch Hauskrankenpflege; Graz: 1999, S. 19

gisst. Der sorgsame Umgang mit der eigenen Person tritt in den Hintergrund, die eigenen Wünsche und Bedürfnisse werden – manchmal sogar bis zur Selbstaufgabe – verdrängt, und aus dem ‚... **wie** dich selbst' wird ein ‚... **mehr als** dich selbst'. Aber gerade in solch schweren Zeiten darf die Selbstliebe nicht außer Acht gelassen werden.[146] *„Im Sinne Aristoteles' etwa ließe sich die geforderte Tugend der Vertretung eigener Interessen definieren als die Mitte zwischen Unterordnung und Rebellion. Ethisch betrachtet, ist Selbstsorge ja kein Selbstzweck, sondern Voraussetzung und Maßstab für den Einsatz für andere Menschen."*[147] Ein ausgewogenes Verhältnis zwischen Verpflichtung im Sinne von Einsatz für andere und genügend Energie und Hingabe für sich selbst ist notwendig.

Bei der häuslichen Pflege spielt die Regression, im psychologischen Sinne das *„[...]Zurückfallen auf frühe Stufen der Abwehr von Ängsten und Schamgefühlen."*[148], eine wichtige Rolle. Erlebt der/die Pflegende aufgrund der hohen körperlichen wie seelischen Anforderungen eine Einengung, und ist eine Erholung sowie das Abreagieren nicht mehr möglich, tritt das Verantwortungsgefühl markant in den Vordergrund, es besteht eine emotionale Dysbalance. Dieses Ungleichgewicht kann zu Aggressionen gegenüber der pflegebedürftigen Person, zu Spannungen oder zu heftigen Auseinandersetzungen mit dieser führen und anschließend Schuldgefühle hervorrufen. *„Wenn das Ungerechte gerecht erscheint und das Gerechte ungerecht, wenn zum Beispiel das ungerechte Anschreien irgendwie doch gerecht ist, weil man ja auch nur ein Mensch ist, der sein Bestes gibt, und wenn wiederum das Gerechte, nämlich*

---

[146] Vgl. Sperl, D.: Ethik der Pflege. Verantwortetes Denken und Handeln in der Pflegepraxis; Stuttgart: 2002, S. 42 f.

[147] Sperl, D.: Ethik der Pflege. Verantwortetes Denken und Handeln in der Pflegepraxis; Stuttgart: 2002, S. 43

[148] Gröning, K./Kunstmann, A./Rensing, E.: In guten wie in schlechten Tagen. Konfliktfelder in der häuslichen Pflege; Frankfurt am Main: 2004, S. 56

eine Pause machen, ungerecht ist, weil es als ein ‚im Stich lassen' des Pflegebedürftigen gefühlt wird, schließt sich der Teufelskreis der Regression."[149]

Im nächsten Punkt wird auf die Schuldgefühle und Pflichtgefühle näher eingegangen.

4.1.4. Pflichtgefühl/Schuldgefühl

Innere Konflikte, basierend auf Schuld- und Pflichtgefühl, treten gerade in der häuslichen Pflege vermehrt auf und beeinflussen das soziale Umfeld. Dieser Umstand wiederum führt zu möglichen interpersonellen Spannungen und Konflikten zwischen Pflegebedürftigen, Herkunftsfamilie und bei pflegenden Angehörigen auch mit der eigenen Familie und den eigenen Kindern. Das Pflichtgefühl ist eng mit den Motiven, z.B. mit den Beweggründen für die Übernahme von der Pflegetätigkeit, verbunden. Handelt es sich um einen Impuls von außen, etwa dem gesellschaftlichen Druck oder der in Aussicht gestellten Belohnung in Form des Erbes, wird von einer extrinsischen Motivation gesprochen. Geschieht die Übernahme der Aufgaben während der Pflege eines hilfsbedürftigen Menschen durch den eigenen inneren Antrieb, weil es Freude bringt und/oder den eigenen Werten und Überzeugungen entspricht, wird dies als intrinsische Motivation bezeichnet.[150]

Positive emotionale Erinnerungen und eine gute Beziehungsqualität zur pflegebedürftigen Person wirken sich positiv auf die Übernahme von Pflegeaufgaben aus. Unangenehm und negativ empfundene Beziehungen, resultierend aus den Erlebnissen in der Vergangenheit, belasten die Pflegesituation zusätz-

---

[149] Gröning, K./Kunstmann, A./Rensing, E.: In guten wie in schlechten Tagen. Konfliktfelder in der häuslichen Pflege; Frankfurt am Main: 2004, S. 57
[150] Vgl. Werth, L./Mayer, J.: Sozialpsychologie; Berlin: Heidelberg: 2008, S. 556

lich, eine Übernahme der Pflegeaufgabe wird in diesem Fall vermehrt „[…] als äußere, moralische und/oder sozial geforderte Aufgabe und Pflicht"[151] gesehen. Die Hilfestellung, verstanden als Dienstpflicht, kann herrühren aufgrund von verschieden wirkenden Motivationsüberbegriffen wie z.b. „[…] ,Erbe und (Familien-)Tradition', ,Anstand und Ehre' und [..] ,Schuld und Loyalität' [...]"[152].

,Erbe und Tradition' als Motiv spielen eine Rolle, wenn Eltern von ihren (Schwieger-)Kindern die Pflegetätigkeit als Pflicht, im Sinne von ,ihr seid es mir schuldig' einfordern (vgl. Problemstellung Punkt 1.1.). Das Erbe – materielle Zuwendungen im Sinne von Geld, Haus, etc. – stehe nur jenen zu, die sich auch der Pflege und Betreuung der älteren Generation annehmen. Häufig trifft diese Form noch bei schriftlichen Generationsverträgen, z.B. bei Hofübergaben, zu (vgl. Punkt 4.2.2). Werden die Pflegeaufgaben zum Großteil aus dieser Motivation heraus vorgenommen, besteht die Gefahr, die Betreuungsaufgabe für die pflegebedürftige Person zu versachlichen und als eine Art Problemregulierung oder Geschäft zu sehen. Das Pflichtgefühl bei den pflegenden Angehörigen ist zu diesem Zeitpunkt vorherrschend und erzeugt inneren Druck und Last. Schuldgefühle kommen hinzu oder machen sich breit, sobald diese geforderte Dienstpflicht nicht oder nicht mehr erfüllt werden kann (vgl. Punkt 4.2.1).[153]

Stehen Anerkennung und Wertschätzung vom sozialen Umfeld im Vordergrund, d.h. es wird alles auf das Außen gerichtet im Sinne von ,was denken

---

[151] Gröning, K./Kunstmann, A./Rensing, E.: In guten wie in schlechten Tagen. Konfliktfelder in der häuslichen Pflege; Frankfurt am Main: 2004, S. 52

[152] Gröning, K./Kunstmann, A./Rensing, E.: In guten wie in schlechten Tagen. Konfliktfelder in der häuslichen Pflege; Frankfurt am Main: 2004, S. 53

[153] Vgl. Gröning, K./Kunstmann, A./Rensing, E.: In guten wie in schlechten Tagen. Konfliktfelder in der häuslichen Pflege; Frankfurt am Main: 2004, S. 53 f.

die anderen, wie be- oder verurteilt die Gesellschaft diese Situation', geht es vermehrt um die Motivation aufgrund ,**Anstand und Ehre'**. Den Pflegenden geht es in diesem Fall vor allem um den Ausgleich von Geben und Nehmen, wobei hier versucht wird, nichts schuldig zu bleiben (vgl. Punkt 4.2.9) und darum, nach außen hin durch ihre Handlungen einen guten Eindruck zu erwecken und die vorherrschenden gesellschaftlichen und moralischen Normen und Grundsätze zu erfüllen. Können Pflegende die Betreuungsaufgaben nicht mehr eigenständig bewältigen und greifen auf externe Hilfe zu, treten Schuldgefühle im Sinne von ,nicht dem sozialen Umfeld zu entsprechen' auf.[154] Der selbst auferlegte Leistungsdruck führt dazu, dass Pflegende an körperliche und seelische Grenzen stoßen, was wiederum, abgesehen von den inneren Konflikten wie Selbstvorwürfe und Schuldgefühlen etc., auch zu Problemen im sozialen Netzwerk einhergehend mit Leistungsminderung in der Arbeit, weniger Zeit für die eigene Familie und Freunde etc. führen kann.[155]

Der Motivation ,**Schuld und Loyalität'** liegt *„die Bindung, also der Glaube an die besondere Beziehung und die Hoffnung, dass durch Hingabe etwas auszuheilen ist: die Demenz, vergangene Konflikte, Schuld, gestörte Beziehungen"*[156] etc. zugrunde. In diesem Fall steht der Wunsch, etwas aus Dank, aus Kompensation oder als Ausgleich zu tun im Vordergrund. Diese Retter-Mentalität tritt vermehrt bei Eltern-Kind-Beziehungen, aber auch bei Partnerschaften oder bei sonstigen Familienangehörigen auf. Spätestens wenn das

---

[154] Vgl. Gröning, K./Kunstmann, A./Rensing, E.: In guten wie in schlechten Tagen. Konfliktfelder in der häuslichen Pflege; Frankfurt am Main: 2004, S. 54

[155] Vgl. Salomon, J.: Häusliche Pflege zwischen Zuwendung und Abgrenzung. Wie lösen pflegende Angehörige ihre Probleme? Eine Studie mit Leitfaden zur Angehörigenberatung, 2. Auflage; Köln: 2009, S. 21

[156] Gröning, K./Kunstmann, A./Rensing, E.: In guten wie in schlechten Tagen. Konfliktfelder in der häuslichen Pflege; Frankfurt am Main: 2004, S. 55

Loslassen, die Verabschiedung und der nahende Tod des/der Pflegebedürftigen bevorstehen, zeigen sich Spannungen und Hader.[157]

Unter Loyalität wird die nicht offenkundige Treuebindung unter Familienangehörigen verstanden. Loyalität wird in Form von Pflichtgefühl, wobei willentlich oder unbewusst von den Ahnen deren Werte und Einstellungen aus Dankbarkeit übernommen werden, zum Ausdruck gebracht.[158]

Bert Hellinger, Theologe und Entwickler der Methode ‚Familien-Stellen‘, meint, dass *„Das gute Gewissen [..] als treibende Kraft hinter fast allen großen Konflikten"*[159] steht. Innerhalb einer Familie besteht aufgrund der Bindung ein ‚Bindungsgewissen‘. Hierunter wird die intuitive Wahrnehmung und Anpassung unserer Verhaltensweisen verstanden, um die Zugehörigkeit zur eigenen Familie aufrecht zu erhalten. *„Wir haben daher ein gutes Gewissen, wenn wir uns so verhalten, dass wir uns sicher sein können, wir dürfen dazugehören; und wir haben ein schlechtes Gewissen, wenn wir uns so verhalten, dass wir befürchten müssen, wir hätten unsere Zugehörigkeit verspielt."*[160] Probleme, Spannungen und Konflikte treten auf, sobald es neue Systeme z.B. eine eigene Familie, eine Partnerschaft, etc. gibt und die Werte und Regeln der verschiedenen Systeme kollidieren.[161] Schuldgefühle und ein schlechtes Gewissen können einerseits gegenüber der Herkunftsfamilie entstehen, wenn sich pflegende Angehörige für die eigene Familie (das neue System) entscheiden und daher für die Pflege der Eltern nicht genügend Zeit zur Verfügung haben. Andererseits können Schuldgefühle gegenüber der eigenen Familie oder Part-

---

[157] Vgl. Gröning, K./Kunstmann, A./Rensing, E.: In guten wie in schlechten Tagen. Konfliktfelder in der häuslichen Pflege; Frankfurt am Main: 2004, S. 55 f.

[158] Vgl. Salomon, J.: Häusliche Pflege zwischen Zuwendung und Abgrenzung. Wie lösen pflegende Angehörige ihre Probleme? Eine Studie mit Leitfaden zur Angehörigenberatung, 2. Auflage; Köln: 2009, S. 35

[159] Hellinger, B.: Der große Konflikt. Die Antwort; München: 2005, S. 77

[160] Hellinger, B.: Der große Konflikt. Die Antwort; München: 2005, S. 77

[161] Vgl. Hellinger, B.: Der große Konflikt. Die Antwort; München: 2005, S. 78

nerschaft auftreten, wenn aus Loyalität mehr zur Ursprungsfamilie tendiert wird und hierfür die zeitlichen, emotionalen und körperlichen Ressourcen zur Verfügung gestellt werden.

Schuldgefühle treten auch bei Pflegebedürftigen auf, wenn sie unter anderem das Gefühl haben, den Angehörigen zur Last zu fallen – sei es finanziell, oder aber physisch und psychisch. Des Weiteren können Schuldgefühle in der Form auftreten, dass sie das eigene Verhalten gegenüber dem sozialen Umfeld, der Familie, den Freunden usw. aus vergangenen Erlebnissen in Frage stellen. Gedanken, innere Fragen und Zweifel beschäftigen dann den/die Pflegebedürftige/n, wie z.B. waren sie gegenüber der eigenen Familie immer fair? Waren sie eine gute Mutter oder Vater? Steht ihnen überhaupt eine wertschätzende Pflege im häuslichen Bereich zu? Ist dieser Umstand meinen Lieben zumutbar? Diese aufkommenden Schuldgefühle und Fragen haben oft mit noch ungeklärten Themen zu tun und stellen, vielleicht auch ein unbewusstes Bedürfnis zur Schaffung von Klarheit dar.

Auftretende nicht gelöste intrapersonale Konflikte können Auslöser für interpersonale Konflikte sein – d.h. Konflikte zwischen Personen, Gruppen oder Systemen – auf die im nächsten Punkt näher eingegangen wird.

4.2. Innerhalb der Familie/des sozialen Umfelds

Die Thematiken von Spannungen und Diskrepanzen innerhalb der Familie und des sozialen Umfeldes sind breit gefächert. Nachstehend werden einige Spannungs- und Konfliktfelder exemplarisch angeführt.

65

4.2.1. Pflichten/Aufgabenverteilung der Familienangehörigen

Das Eintreten eines Pflegefalls geschieht entweder schleichend mit langsamem Kräfteverlust oder plötzlich und unerwartet. Aufgrund der in jedem Fall erlebten Krisensituationen tauchen viele Fragen auf, und organisatorische sowie finanzielle Belange sind zu regeln. Eine offene Kommunikation mit allen beteiligten Familienmitgliedern und, sofern möglich, mit dem/der Pflegebedürftigen wäre grundsätzlich wünschenswert, ist jedoch in der Praxis oft schwer umsetzbar.

Im Pflegeprozess sind Fragen zu klären, die sich durchaus sehr einschneidend auf die derzeitige Lebenssituation von jedem Einzelnen auswirken. Nicht selten werden Beteiligte zu Kompromissen aufgerufen und dadurch ein Raum für Spannungen und Disput im Familienverband geschaffen. Typische Fragen, die beantwortet werden müssen sind zum Beispiel: Kann die Pflege von Familienangehörigen übernommen werden und wenn ja, von wem? Wer fühlt sich für was verantwortlich? Wer übernimmt welche Tätigkeiten und Aufgaben? Wie sieht es beispielsweise mit Geschwistern aus, die im Ausland bzw. weiter entfernt wohnen oder sich bereits von der Ursprungsfamilie distanziert haben? Können diese in den Pflegeprozess integriert werden und wenn ja, wie? Wie werden die für die Pflege anfallenden Kosten gedeckt? Erhält der pflegende Angehörige ebenfalls noch finanzielle Unterstützung von Seiten der Geschwister?

Wichtig ist an diesem Punkt, dass die Aufgaben- und Verantwortungsverteilung angesprochen, ausgesprochen und dann auch entsprechend umgesetzt wird. Es ist – vor allem bei längerer Pflegeübernahme – besonders darauf zu achten, dass die mit der Pflege einhergehenden Tätigkeiten und Belastungen auf mehreren Schultern verteilt werden.[162]

Vor allem in der Anfangsphase einer Pflegeübernahme durch einen pflegenden Angehörigen kann beträchtliches Konfliktpotential in der Herkunftsfamilie entstehen. Entzieht sich jemand aus der Geschwisterreihe seiner/ihrer Verantwortung, führt dies unweigerlich zu einem Spannungsfeld zwischen dem/der pflegenden Angehörigen und dieser Person. Die Beziehungsqualität leidet und nicht selten führt dies zu einer generellen Missstimmung innerhalb der Familie.[163] Hier kommt es ebenfalls zu einer Art Verletzung des Ausgleichsprinzips (vgl. Punkt 4.2.9).

Werden die zu übernehmenden Pflegeaufgaben und Verpflichtungen gegenüber der Herkunftsfamilie zu strapaziös für den/die Pflegende/n, können Spannungen im Ist-System, das heißt in der eigenen Familie, entstehen. Auch der Faktor Zeit spielt hier eine wesentliche Rolle, denn wird in der Herkunftsfamilie mehr Zeit verbracht als in der Ist-Familie, oder werden die eigene Partnerschaft und die eigenen Kinder vernachlässigt, wird Raum für Konflikte geschaffen. Schuldgefühle, innere Zerrissenheit, Überlastung und zwiespältiges Pflichtbewusstsein sind nur einige der Komponenten, die sich in solchen Situationen zeigen und über kurz oder lang zur Klärung anstehen. Auch hier ist wieder eine wertschätzende, offene Kommunikation gefragt, damit eine Regelung und ein für alle Beteiligten machbarer Umgang mit dieser Situation gefunden werden kann.[164]

---

[162] Vgl. Reinisch, J.: Praxisbuch Hauskrankenpflege; Graz: 1999, S. 28
[163] Vgl. Gröning, K./Kunstmann, A./Rensing, E.: In guten wie in schlechten Tagen. Konfliktfelder in der häuslichen Pflege; Frankfurt am Main: 2004, S. 94
[164] Vgl. Gröning, K./Kunstmann, A./Rensing, E.: In guten wie in schlechten Tagen. Konfliktfelder in der häuslichen Pflege; Frankfurt am Main: 2004, S. 94

4.2.2. Soziale Verantwortung – Pflege als Frauensache

Meist übernehmen Frauen die Pflegetätigkeit innerhalb der Familie, sei es bewusst aus verschiedenen Gründen, oder ohne selbst die Entscheidung getroffen zu haben, weil es von außen, das heißt von der Gesellschaft, gewünscht, gewollt oder vorgegeben wird. Pflege ist derzeit hauptsächlich Frauensache, und es wird vom Umfeld und der Gesellschaft als Selbstverständlichkeit, oft auch als Pflicht gesehen. Ein Großteil der Frauen beugt sich diesem Diktat und nimmt diese gesellschaftliche Normvorgabe an, ohne zu hinterfragen, mit welchen Konsequenzen die Entscheidung diese Tätigkeit auszuüben tatsächlich verbunden ist. Vor allem beim Bestehen eines Mehrgenerationen-Wohnhauses wird die Pflegetätigkeit meist den dort wohnenden Frauen – sei es Ehefrau, Tochter, Schwiegertochter – automatisch zugemutet. Diese von außen geforderte Pflegeübernahme kann mit den inneren Werten, Einstellungen und Interessen kollidieren und sich als intrapersonaler (vgl. Punkt 4.1), aber auch im Außen als interpersonaler Konflikt äußern.[165]

Bestehen zudem noch innerfamiliäre Generationenverträge, in welchen z.B. auch die Übernahme der Pflege der (Schwieger-)Eltern vertraglich fixiert und vereinbart ist, schaffen diese potenzielle Konfliktfelder. In anderen Worten: Wird die Pflegetätigkeit als Pflicht anstatt als freiwillige Betreuung von und Sorge für die ältere Generation gesehen, schwächt es die familiären Beziehungen und Unstimmigkeiten machen sich breit (vgl. intrapersonale Konflikte Punkt 4.1). Fehlt zudem noch die Anerkennung für die geleisteten Dienste, sei es seitens des Familienverbandes, sei es seitens der Gesellschaft und dem sozialen Umfeld, tut dies noch das Seine dazu und die dadurch ent-

---

[165] Vgl. Salomon, J.: Häusliche Pflege zwischen Zuwendung und Abgrenzung. Wie lösen pflegende Angehörige ihre Probleme? Eine Studie mit Leitfaden zur Angehörigenberatung, 2. Auflage; Köln: 2009, S. 9 ff.

stehende Frustration wird in Form von zwischenmenschlichen Konflikten sichtbar.[166]

Treffen zum Beispiel die Erwartung der Gesellschaft, in anderen Worten die vom Umfeld geprägten Normvorstellung, dass Frauen die Pflege einfach zu übernehmen haben, und die Erwartungen einer Frau betreffend Gleichberechtigung, wie z.b. ihr Karrierewunsch aufeinander, kommt es unweigerlich zu einem Konflikt. Laut einer deutschen Studie ‚Möglichkeiten und Grenzen selbständiger Lebensführung in privaten Haushalten' aus dem Jahr 2005 *„[...] bestätigt sich das bekannte Ungleichgewicht in der Pflegeübernahme zu Lasten von Frauen [...]"*[167] (vgl. Abbildung 3: Betreuung bei längerer Krankheit bzw. bei Pflegebedürftigkeit nach Alter und Geschlecht). Für Österreich kann Ähnliches angenommen werden. Die generellen Schwierigkeiten und Probleme der realistischen Umsetzung der Gleichberechtigung finden sich dem gemäß auch im Bereich der Pflegeübernahme.

4.2.3. Rollenkonflikt

Das gleichzeitige Ausüben oder Innehaben von mehreren Rollen – darunter versteht man *„[...] wie sich eine bestimmte Person in einer bestimmten Situation [...] zu verhalten hat [...]"*[168] – und das Widersprechen derer Erwartungen betreffend Handeln und Auftreten, führt zu Rollenkonflikten.[169]

---

[166] Vgl. Gröning, K./Kunstmann, A./Rensing, E.: In guten wie in schlechten Tagen. Konfliktfelder in der häuslichen Pflege; Frankfurt am Main: 2004, S. 27

[167] Schneekloth, U./Wahl, H.W. : Möglichkeiten und Grenzen selbständiger Lebensführung in privaten Haushalten (MuG III). Repräsentativbefunde und Vertiefungsstudien zu häuslichen Pflegearrangements, Demenz und professionellen Versorgungsangeboten; München: 2005, S. 41

[168] Werth, L./Mayer, J.: Sozialpsychologie; Berlin: Heidelberg: 2008, S. 559

[169] Vgl. Werth, L./Mayer, J.: Sozialpsychologie; Berlin: Heidelberg: 2008, S. 559

Steigen zum Beispiel die Erwartungen eines hilfsbedürftigen Elternteils an das Kind findet eine Rollenumkehr – **Parentifizierung** – statt. Dem Kind als Pflegendem wird die elterliche Rolle und somit auch die daraus abgeleitete elterliche Verantwortung zugewiesen. Dem/der Pflegenden selbst wird das Kindsein untersagt, sein/ihr Bedürfnis nach elterlichem Schutz und Liebe kann nicht gestillt werden. Die elterliche Funktion im Sinne von emotionaler Fürsorge wird von Seiten des hilfsbedürftigen Elternteils auf dessen Kind gestülpt und eingefordert. Unbewusst kommt dieses ,Beeltern' der eigenen (Schwieger-)Eltern, in anderen Worten das Ausüben der Elternrolle für die eigenen Eltern vermehrt bei an Demenz Erkrankten zum Tragen. Aufgrund des Krankheitsbildes werden von den (Schwieger-)Kindern Entscheidungen getroffen, die sie durchaus in einen Konflikt – intrapersonell oder interpersonell – bringen können.[170]

Wird von dem/der Pflegenden nicht nur die emotionale Verantwortung übernommen – d.h. im Sinne der Parentifizierung –, sondern werden auch Handlungen und Taten stellvertretend ausgeführt, wie z.B. das Sich-Kümmern um Hilfsbedürftige in der Familie, ist im Fachjargon von einem ,**Elternkind**' die Rede. Hierbei wird dem Kind unbewusst die elterliche Macht zugeschrieben, da sich die wirklichen Eltern durch ihre Pflegebedürftigkeit der Verantwortung entziehen. Aufgrund der dann vom Kind zu tragenden Verantwortung, die jedoch nicht automatisch mit der dazu erforderlichen elterlichen Macht einhergeht, bleibt die Anerkennung für viele Bemühungen aus, was wiederum zu Spannungen und Konflikten führt. In der Wertehierarchie der ,Elternkinder' nimmt die Rolle des Helfers einen hohen Stellenwert ein. Ihre Wertschätzung und ihren Selbstwert leiten sie deswegen oft von dieser Helfertätigkeit ab. Dies ist unter anderem auch einer der Gründe für die klaglose Übernahme der Verantwortung, die die Betreuung der pflegebedürftigen Eltern darstellt. Ist

---

[170] Vgl. Salomon, J.: Häusliche Pflege zwischen Zuwendung und Abgrenzung. Wie lösen pflegende Angehörige ihre Probleme? Eine Studie mit Leitfaden zur Angehörigenberatung, 2. Auflage; Köln: 2009, S. 35 f.

der Zeitpunkt für das Abschiednehmen, das heißt der bevorstehende Tod des Elternteiles, gekommen oder steht die Ablösung von den Eltern bevor, können sich Spannungen und Probleme manifestieren, weil sich ‚Elternkinder' ohne diese ihre Aufgabe oft wertlos fühlen (vgl. Punkt 4.1).[171]

‚Elternkinder' unterliegen laut der familientherapeutischen Sichtweise einer **Triangulierung**, einer Dreiecksbeziehung, was bedeutet, dass Kinder oder Personen aus einer niedrigeren Hierarchieebene in einen stattfindenden Konflikt auf einer höheren Hierarchieebene verwickelt werden. Aus systemischer Sicht ist hier die Ordnung des Systems verschoben, wobei das Kind den Platz eines Partners (des Vaters oder der Mutter) oder den Platz eines Elternteils (Großeltern) für seine/ihre Eltern einnimmt. Dies bedeutet, dass dieses Kind eine oder zwei Hierarchieebenen nach oben rückt.[172] Die Lösung dieser konfliktgeladenen Konstellation kann durch *„[...] das Aufdecken der Konfliktumleitung [...] geschehen oder durch die Klärung der Zuständigkeit."*[173] Dadurch entsteht eine Neuordnung im System, indem jeder/jede den für ihn/sie aus hierarchischer Sicht zugewiesenen und stimmigen Platz einnimmt, womit die Ablösung von den Eltern ermöglicht wird.

„Triangulation setzt [..] das Bewusstsein über die Rollenvielfalt der eigenen Persönlichkeit voraus und bewahrt dann entsprechend vor dem Prozess der Totalisierung."[174] Besteht für die im Pflegeprozess Beteiligten Klarheit über die persönlichen Handlungsmotive sowie das Bewusstsein über die eigene Wahr-

---

[171] Vgl. Salomon, J.: Häusliche Pflege zwischen Zuwendung und Abgrenzung. Wie lösen pflegende Angehörige ihre Probleme? Eine Studie mit Leitfaden zur Angehörigenberatung, 2. Auflage; Köln: 2009, S. 36 f.

[172] Vgl. Stresius, K./Castella, J./Grochowiak, K.: NLP & das Familien-Stellen. Ein praxisorientierter Handlungsleitfaden; Paderborn: 2001, S. 145 f.

[173] Stresius, K./Castella, J./Grochowiak, K.: NLP & das Familien-Stellen. Ein praxisorientierter Handlungsleitfaden; Paderborn: 2001, S. 145

[174] Gröning, K./Kunstmann, A./Rensing, E.: In guten wie in schlechten Tagen. Konfliktfelder in der häuslichen Pflege; Frankfurt am Main: 2004, S. 50

nehmungs- und Erlebnisweise der familiären Situation, beeinflusst dies entscheidend die Entwicklung der häuslichen Pflegesituation. Rollenkonflikte werden dadurch verhindert oder aufgehoben.[175]

„Eine Pflegesituation betrifft niemals nur die pflegende und die zu pflegende Person, sondern hat Auswirkungen auf das ganze System, bedingt durch die gemeinsame Biografie, die oft ungeklärten Beziehungen und die Interaktionsformen der Familie."[176] Aus systemischer Sicht beeinflussen sich alle Beteiligten während des Pflegeprozesses gegenseitig. Nichts entsteht aus sich selbst heraus, alles ist miteinander verwoben und voneinander abhängig. Für ein harmonisches Zusammenleben und reibungsloses Auskommen miteinander ist daher, speziell während der Pflegezeit, im Familiensystem für klare Regeln und Grenzen zu sorgen. Diese sind hilfreich um die Beziehungen und damit die verschiedenen Rollen und die entsprechenden Erwartungshaltungen klar zu definieren und abzugrenzen.

4.2.4. Fremd-/Heimunterbringung

Ist die Pflege des/der Pflegebedürftigen im eigenen Zuhause nicht oder nicht mehr möglich, prallen unterschiedliche Wünsche, Erwartungen und Bedürfnisse der beteiligten Personen aufeinander. Um hier jedem, sei es dem/der Pflegebedürftigen, den Familienangehörigen oder anderen Personen aus dem sozialen Umfeld, einen entsprechenden Rahmen für seine/ihre Wünsche und Bedenken bieten zu können, sind offene Diskussionen mit allen Beteiligten notwendig. Der Schritt der Trennung und der Abschied aus der gewohnten Umgebung, setzt eine gute Vorbereitung und Planung voraus, damit auch alle

---

[175] Vgl. Gröning, K./Kunstmann, A./Rensing, E.: In guten wie in schlechten Tagen. Konfliktfelder in der häuslichen Pflege; Frankfurt am Main: 2004, S. 50 f.

[176] Salomon, J.: Häusliche Pflege zwischen Zuwendung und Abgrenzung. Wie lösen pflegende Angehörige ihre Probleme? Eine Studie mit Leitfaden zur Angehörigenberatung, 2. Auflage; Köln: 2009, S. 41

Emotionen und Gefühle der Beteiligten an- und ausgesprochen werden können. Hierbei ist im Rahmen der Begleitung unter anderem darauf zu achten, *„[...] die pflegenden Angehörigen von Schuldgefühlen zu entlasten"*[177] *(vgl. Punkt 4.1.4).* Eine Mediation oder die Inanspruchnahme von externen Konfliktberatern wie z.b. Lebens- und Sozialberater/innen bieten hierfür den entsprechenden Rahmen und dienen als Prozessbegleitung.

4.2.5. Anspruch auf Erbe/finanzielle Belastung

Der Streit um das Erbe ist ein häufig vorkommendes Konfliktfeld, welches entweder zwischen dem/der künftigen Erblasser/in und den Nachlassempfänger/innen oder alleinig unter den Nachlassempfängern vorherrscht. Nicht selten treten bereits während der Pflege eines/einer künftigen Erblassers/in Diskrepanzen diesbezüglich auf. Beispielsweise deshalb, weil die anfallenden Pflegekosten das erwartete Erbe reduzieren und daher nicht alle möglichen Unterstützungs- und Hilfestellungen für die/den Pflegebedürftigen eingesetzt werden. Dies kann dazu führen, dass notwendige externe Unterstützung nicht in Anspruch genommen oder aufgrund der vermeintlich schlechten finanziellen Basis wieder gekündigt wird. Hat es bereits Schenkungen gegeben, die aus Sicht eines Nachlassempfängers nicht gerechtfertigt sind, können diese Ungerechtigkeitsempfindungen zu latenten Konflikten und Reibereien unter den Nachlassempfängern und Angehörigen führen. Laut Erbrecht steht den Nachlassempfängern mindestens ein Pflichtteil zu. Was aber, wenn z.B. der/die künftige Erbe/in bzw. Schenkungsempfänger/in des Hauses diesen aus verschiedenen Gründen nicht ausbezahlen kann, weil hierzu etwa das Haus verkauft werden müsste oder der/die pflegebedürftige künftige Erblasser/in noch im Haus wohnt. Wenn das Haus dann verkauft würde, würde ebenfalls eine neue Unterkunft für den/die pflegebedürftige/n künftige/n Erblasser/in benötigt, und dies würde wiederum extra Kosten verursachen usw.

---

[177] Bojack, B.: Gewaltprävention; Quedlinburg: 2001, S. 160

Nach der ‚natürlichen Ordnung' aus systemischer Sicht stehen von den Eltern persönlich erwirtschaftete Güter wie z.B. Grund und Boden, Liegenschaften, Geld etc. als Nachlass den Kindern nicht zu. Kinder haben keinen Anspruch auf ein Erbe, es ist lediglich als Geschenk zu sehen. Bert Hellinger schrieb in einem Brief an eine Klientin Folgendes: *„Streitigkeiten um das Erbe verdecken, daß keines der Kinder einen Anspruch darauf hat. Die Lösung für Dich wäre, daß Du innerlich anerkennst, daß Du so viel bekommen hast, daß es genügt, und daß Du Deinen Eltern zugestehst, daß sie mit dem, was sie haben, nach Belieben walten dürfen."*[178] Derjenige/diejenige, der/die bei Erbstreitigkeiten innerhalb der Familie den Anspruch auf materielle Zuwendung nicht erhebt, dies innerlich auch anerkennt, hat ein reines Gewissen, seine/ihre Seele ist frei und rein und hat zudem für seine/ihre eigenen Handlungen mehr Kraft.[179]

Des Weiteren sind erfahrungsgemäß Spannungen in der Geschwisterreihe möglich, wenn fraglich ist, wer für anfallende Pflegekosten, welche nicht durch das Pflegegeld (sofern dieses bereits zusteht) gedeckt sind, zur Kasse gebeten wird. Wird die Pflege von pflegenden Angehörigen übernommen und gleichzeitig die eigene Erwerbstätigkeit reduziert, aufgegeben oder erst gar nicht mehr aufgenommen, verringert sich hierdurch zudem womöglich noch das Haushaltseinkommen. Abgesehen von der sehr emotionalen und auch körperlich sehr anstrengenden Pflegetätigkeit wirkt sich der Erwerbsverzicht oder die -reduktion einerseits auf die eigenen schrumpfenden Berufschancen aus und andererseits mindert es die eigene Pensions-/Rentenzahlung. Hiervon sind vor allem Frauen betroffen (vgl. Punkt 4.2.2). Steht also den betroffenen Personen ein entsprechender Ausgleich für die getätigte Pflege aus der Geschwisterreihe oder den anderen nahen Angehörigen zu, oder ist es einfach als

---

[178] Schäfer, T.: Was die Seele krank macht und was sie heilt. Die psychotherapeutische Arbeit Bert Hellingers; München: 2000, S. 95

[179] Vgl. Schäfer, T.: Was die Seele krank macht und was sie heilt. Die psychotherapeutische Arbeit Bert Hellingers; München: 2000, S. 94 f.

‚Dienst am Nächsten' zu verbuchen? Diese und ähnliche finanzielle Herausforderungen bieten ein großes Feld an Spannung- und Konfliktpotenzial innerhalb
eines Familienverbandes, es kann von Schuldgefühlen, Vorwürfen und Aggressionen (vgl. Punkt 4.1.4) bis hin zur Familienspaltung führen.[180]

4.2.6. Latente Konflikte aus der Vergangenheit

In vielen Beziehungen, sei es im privaten wie im beruflichen Bereich, schwe-
len latente Konflikte. Gerade während der Pflegezeit treten verdrängte, nicht
offenkundige Konflikte wieder zu Tage. Tiefe emotionale Verletzungen aus der
Vergangenheit sind plötzlich wieder sehr präsent und in lebhafter Erinnerung.
Oft können die auftretenden Gefühle wie Zorn, Wut, Angst, Traurigkeit etc.,
welche aufgrund von noch ungelösten Konflikten auftreten, von den Betroffenen nicht einmal richtig zugeordnet werden. Die wahre Ursache, nämlich der
emotionale oder auch körperliche Schmerz aus der Vergangenheit, ist in so
einem Fall den Wenigsten bewusst. *„Gerade ein ungewollt eingetretenes Na-
heverhältnis (wie es im Rahmen einer Betreuung vorkommen kann) läßt mit-
geschleppte alte Konflikte besonders leicht aufbrechen."*[181] Nagende Schuldgefühle, das zwanghafte Bedürfnis sich um alles kümmern zu müssen (vgl. Parentifizierung, Elternkind Punkt 4.2.3) oder auch das Gegenteil, nämlich der
Wunsch, sich aus dem Geschehen ganz zu entziehen, und Verhaltensweisen,
die auch zu früheren Zeiten bereits praktiziert wurden, treten wieder in Er-
scheinung. In anderen Worten, die Vergangenheit holt die Betroffenen ein.
Nicht verarbeitete Konflikte, offene (Streit-)Themen mit dem/der Pflegebedürftigen und/oder mit anderen aus dem Familienclan fordern dann bewusst
oder unbewusst Beachtung.

---

[180] Vgl. Gröning, K./Kunstmann, A./Rensing, E.: In guten wie in schlechten
Tagen. Konfliktfelder in der häuslichen Pflege; Frankfurt am Main: 2004,
S. 42 ff.
[181] Reinisch, J.: Praxisbuch Hauskrankenpflege; Graz: 1999, S. 26

Selbstreflexion bezüglich der Beziehungsqualität vom Pflegenden zum Pflegebedürftigen erleichtert in so einer Situation einerseits das Erkennen der un-
bewussten Konflikte und schafft andererseits auch die Möglichkeit diese latenten Konflikte und Spannungen anzusprechen, um zu einer Lösung oder Regelung zu finden. Ehrliche Aussprachen können sehr heilend für beide Parteien
sein und damit auch den Pflege- und Abschiedsprozess erleichtern.

4.2.7. Persönlichkeitsveränderung

Aufgrund des bestehenden Krankheitsbildes durchleben die Pflegebedürftigen
Persönlichkeitsveränderungen, welche ebenfalls zu Spannungen und Probleme
im sozialen Umfeld führen können. Für die Pflegenden ist der Umgang mit und
das Akzeptieren dieser Veränderungen oft schwer. Persönlichkeitsveränderungen wie z.B. das Auftreten von Aggressionen, und anderen psychischen Veränderungen lassen nicht selten eine Kluft zwischen den Pflegebedürftigen und
den pflegenden Angehörigen entstehen. Bestanden bereits vor dem Pflegefall
Ungereimtheiten in der Beziehung zwischen Pflegebedürftigen und Pflegenden, fällt es den Pflegenden meist noch schwerer, mit dem veränderten Verhalten der Pflegebedürftigen umzugehen. Dabei besteht das Risiko, dass Pflegende die Situation bewusst oder unbewusst nutzen, um alte Rechnungen zu
begleichen. Als Beispiel sei erwähnt, dass bei früher sehr autoritären Eltern,
die ihre (Schwieger-)Kinder durch Härte emotional oder körperlich verletzt
haben, dann eventuell die pflegenden (Schwieger-)Kinder die autoritäre Rolle
einnehmen und Macht in Form von Gewalt und Aggressionen (vgl. Punkt
4.2.8) gegen den/die Pflegebedürftige/n ausüben. Ein wertschätzender und
trotz der enormen Belastung liebevoller Umgang ist letztendlich dennoch
möglich, sofern alle Beteiligten offen sind für Informationen zu im Krankheitsfall entstehenden Persönlichkeitsveränderungen, diese auch annehmen und
schließlich gemäß ihres bereits erstellten inneren (Bewertungs-)Bildes Anpas-
sungen vornehmen. Gleichfalls hilft die Bereitschaft zur Selbstreflexion und

die bewusste Entscheidung, sich als Pflegende/r selbst eine Pause und Entlastung zuzugestehen.[182]

4.2.8. Täter/Opfer – Konflikt als Misshandlung, Aggression oder Gewalt

„Immer dann, wenn die Würde eines Menschen durch Worte oder Taten verletzt wird, ist die Grenze überschritten und Aggression, Gewalt und Misshandlung haben ein Schlachtfeld erobert, auf dem es Täter und Opfer geben wird."[183]

Die Rollen von Täter und Opfer variieren von Fall zu Fall und sind bei allen Beteiligten zu finden, bei den Pflegebedürftigen selbst, den Familienangehörigen oder auch den Mitarbeitern im Bereich der mobilen Pflege und Betreuung.

Um ein Beispiel zu nennen, können **Pflegebedürftige als Täter** psychischen Druck auf die Familie oder Teile davon ausüben. Der/die Pflegebedürftige droht z.B. bei Nichtbeachten seiner/ihrer Wünsche mit Enterbung, kritisiert und beklagt sich ständig, täuscht Unselbständigkeit vor, hat unverhältnismäßig hohe Erwartungen und Ansprüche etc. Der ständige psychische Druck, die permanent geforderte Einsatzbereitschaft und ein Hinwegschauen und Schweigen der Pflegenden über das Verhalten des/der Pflegebedürftigen können sich in einem Konflikt manifestieren und von Seiten der pflegenden Angehörigen/Pflegetätigen zur Gewaltanwendung gegenüber des/der Pflegebedürftigen führen.[184]

---

[182] Vgl. Gröning, K./Kunstmann, A./Rensing, E.: In guten wie in schlechten Tagen. Konfliktfelder in der häuslichen Pflege; Frankfurt am Main: 2004, S. 41 f.

[183] Bojack, B.: Gewaltprävention; Quedlinburg: 2001, S. 5

[184] Vgl. Bojack, B.: Gewaltprävention; Quedlinburg: 2001, S. 60

In der Rolle als **Opfer** kann der/die **Pflegebedürftige** psychischer und/oder physischer Gewalt ausgesetzt sein, unter anderem wegen der krankheitsbedingten Abhängigkeit und der dadurch entstehenden Machtumkehr im Familiengefüge. Die Gründe dafür können Verletzungen und schwelende, latente Konflikte aus der Vergangenheit sein.[185] Das Aggressionsverhalten gegenüber dem/der Pflegebedürftigen reicht von verbalen, seelisch tief sitzenden Kränkungen über Bagatellisieren und Ignorieren der Bedürfnisse bis hin zu körperlichen Handgreiflichkeiten. Ein Beispiel für psychische Gewaltanwendung sind Erniedrigungen, wie etwa das detaillierte Ansprechen von Harninkontinenz vor mehreren Personen, Beispiele für körperliche Gewalt wären jemandem das Essen aufzuzwingen oder bei der Körperhygiene zu kaltes oder zu heißes Wasser zu verwenden.

Derartige Verhaltensweisen sind Ausdrucksform oder Ventil eines Konfliktes und resultieren meist aus unterschiedlichen Faktoren. Als mögliche Faktoren können schwelende alte Konflikte, die wieder aufbrechen oder generell von jeher widersprüchliche Beziehungen zwischen den Pflegebedürftigen und den pflegenden Angehörigen genannt werden. Des Weiteren können die Überforderung des/der Pflegenden durch Doppel- oder Mehrbelastung, aber auch Frustration durch den Verzicht auf die eigene berufliche Karriere und/oder die Freizeit, sowie fehlende pflegerische Kenntnisse zu diesen Verhaltensweisen führen. Besteht zudem eine finanzielle Abhängigkeit, z.B. Rente, Pflegegeld, Erbe etc., oder eine sehr starke emotionale Bindung des pflegenden Angehörigen gegenüber dem Pflegebedürftigen und die/der Pflegende fühlt sich machtlos, sind Aggressionen und Misshandlungen nicht ausgeschlossen. Selbst erlebte Misshandlungen oder Gewalt sowie der Konsum von Suchtmitteln lassen ebenfalls Grenzen überschreiten.[186] In vielen Fällen veranlassen fehlende Konfliktbewältigungsstrategien innerhalb des Familiensystems Täter

---

[185] Vgl. Bojack, B.: Gewaltprävention; Quedlinburg: 2001, S. 89
[186] Vgl. Bojack, B.: Gewaltprävention; Quedlinburg: 2001, S. 69 ff.

dazu „[...] zwischenmenschliche Konflikte durch Aggressivität, Misshandlung oder Flucht (Vernachlässigung) [..]"[187] zu lösen.

4.2.9. Ausgleich von Geben und Nehmen

Auch während der Pflegebedürftigkeit einer Person ist auf das Ausgleichsprinzip zu achten. Das Geben und Nehmen zwischen den Pflegebedürftigen und den Pflegenden ist in jedem Fall in Balance zu halten. Für die zur Verfügung gestellte Zeit, die geschenkte Liebe, den persönlichen Einsatz und das Engagement der Pflegenden ist von Seiten der Pflegebedürftigen als Ausgleich Dankbarkeit, Wertschätzung sowie Anerkennung der geleisteten Arbeit zu erwarten. Die bereitwillige Mithilfe, das bedeutet die selbständige Teilnahme der Pflegebedürftigen bei der Pflege und die Übernahme von gewissen Aufgaben – soweit dies von der Krankengeschichte her möglich ist – sind ebenfalls geeignet das Gleichgewicht zwischen Geben und Nehmen herzustellen. Im Gegensatz dazu lässt das Einfordern von Ausgleich, aber auch das Unterdrücken des Ausgleichs während dieser schwierigen Zeit Spannungen, Diskrepanzen und auch interne meist unbewusste Konflikte (vgl. Punkt 4.1) entstehen.[188]

Laut Bert Hellinger sorgt das persönliche Gewissen für den Ausgleich zwischen Geben und Nehmen.[189] Steht dem Geben, z.B. dem vermehrten Geben der Pflegenden, nicht ein entsprechendes Nehmen gegenüber, also der Pflegende nimmt z.B. das Geld, die Wertschätzung etc. von Seiten der Pflegebedürftigen nicht an, so beeinträchtigt dies die Beziehung. Die oft gut gemeinte Haltung der Pflegenden in Form des Helfersyndroms, so etwa unter dem Motto: ‚Ich gebe gern und ich brauche nichts dafür', lässt den Pflegenden übermäßig viel Macht zukommen und er/sie wird dadurch der/die Überlegene in dieser Bezie-

---

187 Bojack, B.: Gewaltprävention; Quedlinburg: 2001, S. 70
188 Vgl. Reinisch, J.: Praxisbuch Hauskrankenpflege; Graz: 1999, S. 27 f.
189 Vgl. Hellinger, B.: Der große Konflikt. Die Antwort; München: 2005, S. 80

hung.[190] Diese (Grund-)Einstellung des Helfenden meint, *„[...] Lieber sollst du dich verpflichten als ich"*[191] und erzeugt ein Ungleichgewicht: Im Helfenden entsteht eine Leere und Unausgeglichenheit, was in ihm wiederum zu inneren Konflikten führen kann (vgl. intrapersonale Konflikte Punkt 4.1), und der/die Pflegebedürftige gerät ebenfalls unter Druck, da das Bedürfnis nach Ausgleich nicht gestillt wird. Somit ist eine Beziehung auf Augenhöhe nicht mehr möglich. In aufgrund von Pflegebedürftigkeit eingeschränkten Lebensphasen ist es dem/der Pflegebedürftigen oft nicht möglich, etwas Gleichwertiges zurückzugeben. In diesem Fall ist ein mit Achtung und Liebe ausgedrücktes ‚Danke' der einzige Weg, um einen Ausgleich zu schaffen.[192]

4.3. Interdisziplinäre Zusammenarbeit

Im Bereich der interdisziplinären Zusammenarbeit können Spannungen, Probleme und Konflikte einerseits zwischen der Familie des/der Pflegebedürftigen und den Behörden, der Ärzteschaft, den mobilen Pflegediensten und der Personenbetreuung etc. auftreten. Auf der anderen Seite sind Konflikte zwischen den verschiedenen Professionisten, die an dem Pflegeprozess beteiligt sind, möglich, was sich wiederum auf die/den Pflegebedürftige/n und dessen/deren Angehörige auswirken.

4.3.1. Pflegende/Pflegebedürftige – Medizinbereich

Missverständnisse in der Kommunikation zwischen den Pflegebedürftigen, deren Familien und den im medizinischen Bereich Tätigen sind nicht auszu-

---

[190] Vgl. Schäfer, T.: Was die Seele krank macht und was sie heilt. Die psychotherapeutische Arbeit Bert Hellingers; München: 2000, S. 51 ff.
[191] Schäfer, T.: Was die Seele krank macht und was sie heilt. Die psychotherapeutische Arbeit Bert Hellingers; München: 2000, S. 53
[192] Vgl. Schäfer, T.: Was die Seele krank macht und was sie heilt. Die psychotherapeutische Arbeit Bert Hellingers; München: 2000, S. 51 ff.

schließen. Die Mitteilung der Diagnose und der weiteren Therapiemöglichkeiten ist für die Ärzteschaft keine angenehme Aufgabe, vor allem, wenn diese mit wenig bis keinen Heilungschancen verbunden sind. Nicht das fachliche Know-how stellt ein Problem dar, sondern die soziale Kompetenz des medizinischen Personals und zwar in Bezug auf die Kommunikation. Eine respektvolle, wertschätzende und empathische Gesprächsführung stellt für Ärzte/innen oft eine Herausforderung dar. Dabei geht es im Wesentlichen darum, das Fachwissen bezüglich der Diagnose und der Therapiemöglichkeiten so in Worte zu fassen, dass es den Pflegebedürftigen und deren Angehörigen möglich ist, diese vollinhaltlich zu verstehen. Lateinische Fachausdrücke sind zu vermeiden bzw. diese so zu erklären und zu beschreiben, dass ihre Bedeutung für die Pflegebedürftigen und deren Angehörige klar wird. Dies ist notwendig, damit sie den Ausführungen des/der Mediziners/in gedanklich folgen können um dann eine entsprechende eigene Entscheidung betreffend der weiteren Therapie treffen zu können.[193]

Bei den Betroffenen kann auch der Zeitfaktor zu Verstimmungen und Unstimmigkeiten führen. Die Gespräche zwischen den Kranken/Pflegebedürftigen und ihren Angehörigen mit den Medizinern/innen erfolgen oft zwischen Tür und Angel und unter Zeitdruck. Diagnose- und Therapiebesprechungen werden meist direkt am Krankenbett vorgenommen, ohne die Privatsphäre des Patienten zu wahren. Als Grund für diese Vorgehensweisen können der generelle Zeitdruck sowie der Personalmangel im stationären, teilstationären und mobilen Bereich gesehen werden. Manche Mediziner/innen versuchen außerdem, unangenehme Mitteilungen kurz und emotionslos zu halten um sich nicht wirklich auf die Patienten einstellen zu müssen. Als Gesprächsbasis zwischen dem Patienten, den Angehörigen und den Ärzten/innen ist folgende Kommunikationsvariante im Sinne eines Zitats von Max Frisch wünschenswert: *„Man sollte die Wahrheit dem anderen wie einen Mantel hinhalten, daß*

---

[193] Vgl. Sperl, D.: Ethik der Pflege. Verantwortetes Denken und Handeln in der Pflegepraxis; Stuttgart: 2002, S. 130 ff.

er hineinschlüpfen kann – nicht wie ein nasses Tuch um den Kopf schla-gen."[194] Die Motive für das Verschleiern einer genauen Diagnose und des voraussichtlichen Krankheitsverlaufes sind von Seiten der Ärzteschaft breit gefächert. Zu nennen wären zunächst einmal der Versuch den Patienten zu schonen und des Weiteren die Vermeidung bzw. das Hinauszögern der Hoff-nungslosigkeit. Manche Mediziner/innen vermuten auch, dass die Patienten die Wahrheit entweder nicht interessiert, oder dass sie ihnen nicht zumutbar ist. Ungenauigkeiten in der Diagnoseerstellung oder die Befürchtung die Pati-enten könnten, wenn sie besser informiert würden, die Therapie verweigern sind weitere Gründe für unvollständige Aufklärung seitens der Ärzteschaft. *„Es ist grundsätzlich festzuhalten, dass die Menschen ein Recht darauf haben zu wissen, wie es um sie steht und was sie zu erwarten haben."*[195] Um die Selbstbestimmung und damit die freie eigene Entscheidung für oder gegen eine Therapie- oder Behandlungsform eines Patienten/Pflegebedürftigen zu bewahren, ist daher auch in schwierigen Situationen auf Klarheit, Wahrheit und respektvolle Kommunikation zu achten und diese im Zweifelsfall auch einzufordern.[196]

Die Frage, die sich in diesem Zusammenhang stellt, ist folgende: Wird durch das Hinauszögern der ,vollen' Wahrheit durch die Ärzteschaft wirklich ein vermeintlich *„[...] ,sanfter' Tod erreicht, oder betrügt man den Klienten nicht um einen der wichtigsten Prozesse seines Lebens, und das umso nachhaltiger, weil hier Versäumnisse nie wieder gut zu machen sind. Dinge noch zu ordnen, sich zu versöhnen, zu verabschieden – all das wird unmöglich gemacht durch*

---

[194] Alojado Publishing: http://www.gutzitiert.de/zitat_autor_max_frisch_thema_wahrheit_zitat_1170.html (28.05.2015, 16:35)
[195] Sperl, D.: Ethik der Pflege. Verantwortetes Denken und Handeln in der Pflegepraxis; Stuttgart: 2002, S. 131
[196] Vgl. Sperl, D.: Ethik der Pflege. Verantwortetes Denken und Handeln in der Pflegepraxis; Stuttgart: 2002, S. 130 f.

die – wohlmeinende – Lüge, es wäre noch nicht so weit."[197] Eine zeitnahe medizinische Aufklärung und das Bewusstsein der Patienten und/oder deren Angehörige um den wahren Stand der Dinge gibt folglich allen Beteiligten die Möglichkeit, sich zum richtigen Zeitpunkt dem Abschiedsprozess zu widmen.

4.3.2. Mobile Pflege/24-Stunden-Betreuung

Externe Hilfe in Anspruch zu nehmen kostet meist sowohl den Pflegebedürftigen wie auch den pflegenden Angehörigen Überwindung, denn dieser Prozess wird oft als Eingriff in die Intimsphäre erlebt, da dabei den Mitarbeiter/innen der mobilen Dienste und der Personenbetreuung Einblick in ganz persönliche Lebensbereiche zu gewähren ist. Intrapersonale Konflikte und die sie begleitenden Gefühle wie Scham, Traurigkeit und Wut über den Verlust der Selbständigkeit seien an dieser Stelle für die Pflegebedürftigen genannt. Bei den pflegenden Angehörigen hingegen können sich Schuldgefühle, (Selbst-)Vorwürfe der Pflicht nicht nachzukommen (vgl. Punkt 4.1.4) oder das Bedürfnis nach körperlichem wie auch seelischem Abstand bemerkbar machen. Auch wenn von einer Seite externe Hilfe gewünscht wird, von der anderen Seite jedoch dieses Bedürfnis nicht anerkannt oder gar geleugnet wird, können Konflikte entstehen. Noch dazu müssen die finanziellen Auswirkungen (vgl. Punkt 4.2.5) einer Inanspruchnahme externer Hilfe getragen werden, und es können auch Zweifel und Fehlbeurteilungen betreffend der fachlichen und sozialen Kompetenz, des Engagements oder auch der liebevollen Zuwendung der Mitarbeiter/innen der mobilen Pflegedienste/Personenbetreuung aufkommen. Damit nicht genug, kann auch die schwindende Anpassungsfähigkeit der Patienten aufgrund eines Krankheitsgeschehens und/oder des Alters Konfliktpotenzial bergen. Bei letzterem Thema spielen Werte wie z.B. Akzeptanz, Respekt, Wertschätzung und Achtung eine Rolle. Und schließlich

---

[197]   Sperl, D.: Ethik der Pflege. Verantwortetes Denken und Handeln in der Pflegepraxis; Stuttgart: 2002, S. 131

und endlich können auch Sprachbarrieren, vor allem beim Einsatz von 24-Stunden-Betreuern weitere Stolpersteine sein, die von sprachlichen Missverständnissen bis hin zu Spannungen und Ungereimtheiten im Pflegeprozess führen.

Die Inanspruchnahme eines mobilen Pflegedienstes oder einer 24-Stunden-Betreuung bringt einerseits Erleichterung und Entlastung, auf der anderen Seite können aber neue Spannungen und Herausforderungen entstehen. Es geht dabei im Wesentlichen darum, dass sich das Familiensystem neu sortiert, beziehungsweise sortieren muss und alle Familienmitglieder dadurch eine neue Position und auch neue, teilweise veränderte Rollen einnehmen. Aus systemischer Sicht ist die Aufnahme von Pflegepersonal wie die Geburt eines Kindes, wie eine Aufnahme eines neuen Familienmitglieds/neuer Familienmitglieder, was eine Neustrukturierung und konsequenterweise eine neue Ordnung innerhalb des bestehenden Systems erfordert. Bewusst oder unbewusst übernommene (Pflege-)Verantwortung kann, beziehungsweise soll abgegeben werden, sodass *„[...] sich die Rollen der einzelnen Familienmitglieder im Verhältnis zueinander verändern"*[198] (vgl. Punkt 4.2.3). Damit stehen gleichzeitig auch alte Verhaltensmuster, Zuständigkeiten und Verantwortungsbereiche, die – möglicherweise nicht einmal bewusst – übernommen worden sind, zur Überprüfung und Nachjustierung an. Auch ist es zu diesem Zeitpunkt wichtig, dass klare Grenzen gesetzt werden. *„Gelingt eine solche Grenzziehung, die bewusste Auseinandersetzung und familiale Aushandlungsprozesse voraussetzt, nicht, treten gravierende Störungen im familialen Beziehungsgefüge auf."*[199] Jedem Familienmitglied ist der ihm/ihr zustehende Platz und die damit verbundene Rolle/n zuzugestehen und auch einzuhalten, ansonsten machen

---

[198] Gröning, K./Kunstmann, A./Rensing, E.: In guten wie in schlechten Tagen. Konfliktfelder in der häuslichen Pflege; Frankfurt am Main: 2004, S. 45

[199] Gröning, K./Kunstmann, A./Rensing, E.: In guten wie in schlechten Tagen. Konfliktfelder in der häuslichen Pflege; Frankfurt am Main: 2004, S. 46

sich Spannungen und nicht eindeutig zuordenbare Konflikte im System Familie bemerkbar.[200]

4.3.3. Zusammenarbeit der Professionisten

Das Zusammenspiel der unterschiedlichen am Pflegeprozess beteiligten Professionisten, sei es im extramuralen oder stationären Bereich, spielt eine wesentliche Rolle für alle Beteiligten. Die verschiedenen Meinungen, Ansätze und Erfahrungen der im Medizinbereich Tätigen betreffend Diagnose, Therapiemöglichkeiten etc. können ebenfalls zu Spannungen, Konflikten und Disputen führen. Die Informationsweitergabe beziehungsweise der Informationsfluss zwischen den beteiligten Professionisten ist vor allem bei der Pflege im häuslichen Bereich konfliktträchtig. Hier ist deshalb besonders auf eine klare Struktur des Informationsflusses zu achten. Beantwortet werden müssen dabei folgende Fragen: Wer benötigt welche Informationen und von wem bzw. wie werden diese übermittelt? Eine unzureichende Dokumentation der vorgenommenen Pflegeaufgaben, der Therapie/n und der Medikation kann zu doppelt ausgeübten Pflegeaufgaben und in den schlimmsten Fällen zu ungenügender medizinischer Versorgung oder gar zu kontraproduktiven therapeutischen Maßnahmen führen.

In diesem Zusammenhang ist ein weiteres mögliches Problem zu erwähnen: Besteht zwischen den behandelnden Ärzt/innen und den Mitarbeiter/innen der mobilen Pflegedienste/24-Stunden-Betreuung keine ausreichende Kommunikation und kollidieren Werte und Einstellungen, können Pflegende *„[...] sich manchmal gezwungen sehen, gegen ihre eigene Überzeugung zu handeln, wenn ein Arzt allein Entscheidungen trifft und vom Pflegepersonal erwartet,*

---

[200] Vgl. Gröning, K./Kunstmann, A./Rensing, E.: In guten wie in schlechten Tagen. Konfliktfelder in der häuslichen Pflege; Frankfurt am Main: 2004, S. 45 f.

dass es diese selbstverständlich umsetzt"[201]. Die dadurch möglicherweise entstehenden Spannungen und Differenzen beim Pflegepersonal, seien sie auf intrapersonaler oder interpersonaler Ebene, wirken sich ebenfalls auf den Pflegeprozess und dessen Qualität aus.

Die Trennung der Verantwortlichkeitsbereiche in Diagnose und Therapieverordnung durch die Ärzteschaft einerseits und die Durchführung der Pflege durch entsprechende Kräfte andererseits, führt zu tätigkeitsspezifischen Sichtweisen, die in Folge den jeweils anderen Blickwinkel als unpassend oder nicht zielführend für den Patienten erscheinen lassen können. Darüber hinaus kann diese Arbeitsteilung zu weniger Kontakt zwischen Ärzten und Patienten führen, was wiederum die Erklärung sein kann, *„[...] dass Urteile gern rigoroser ausfallen, wenn sie nicht in unmittelbare Verantwortlichkeit münden.*"[202]

4.3.4. Unterschiedliche Ansichten über die Befähigung und Tätigkeit von 24-Stunden-Betreuern:

Die Erwartungshaltung an eine 24-Stunden-Betreuung geht über die permanente Betreuung (24 Stunden) hinaus in Richtung vollumfängliche Pflege. Die/der Pfleger/in soll befähigt und berechtigt sein, alle notwendigen Tätigkeiten ausführen zu können. Er/Sie kann aber diese Erwartungshaltung aufgrund der einschränkenden Gesetzgebung in Österreich nicht in allen Tätigkeitsbereichen erfüllen, außer es werden entsprechende Befähigungsnachweise und Tätigkeitsübertragungen durch autorisierte Personen nachgewiesen (vgl. Punkt 3.2.3, Absatz Personenbetreuung).

---

[201] Sperl, D.: Ethik der Pflege. Verantwortetes Denken und Handeln in der Pflegepraxis; Stuttgart: 2002, S. 130 zitiert bei Deutsche Krankenpflege-Zeitschrift 5/93, Beilage Dokumentation Aus- und Fortbildung: Wahrheit am Krankenbett. Zur ethischen Problematik der Pflegeberufe; 1993, S. 2
[202] Sperl, D.: Ethik der Pflege. Verantwortetes Denken und Handeln in der Pflegepraxis; Stuttgart: 2002, S. 133

Bei mangelnder Eignung des/der Pflegenden für die nach der Schulung zu übernehmenden Tätigkeiten, können bei der schulenden Partei folgende Konflikte auftreten: Ein intrapersonaler Konflikt, wenn gegen besseres Gewissen/Gefühl die Schulungsbefähigung trotzdem erteilt wird um den Wünschen des Patienten/dessen Angehörigen zu entsprechen oder ein interpersoneller Konflikt mit den Pfleger/innen und/oder Patient/innen und/oder deren Angehörigen, wenn die Schulung bzw. Übertragung der Tätigkeit (vgl. Punkt 3.2.3, Absatz Personenbetreuung) nicht positiv abgeschlossen beziehungsweise nicht vorgenommen wird.

Seitens des/der Pflegers/in können sich ähnliche Konflikte ergeben: Ein intrapersonaler Konflikt, wenn die Tätigkeit übernommen wird, obwohl bezüglich der korrekten Ausführung (Selbst-)Zweifel bestehen oder ein interpersoneller Konflikt mit dem/der Patient/in und/oder deren Angehörigen, wenn die Ausführung der Tätigkeit verweigert oder nicht korrekt vorgenommen wird.

Die Möglichkeit, dass es zu einem oder mehreren dieser Konflikte kommt, wiederholt sich mit jeder neuen Pflegeperson und somit pro Pflegefall mindestens zwei Mal (Betreuungswechsel).

Das nächste Kapitel bietet einen Überblick über Möglichkeiten zur Bewältigung, Regelung bzw. Lösung der entstehenden Unstimmigkeiten, Spannungen und Konflikte.

5. METHODEN ZUR KONFLIKTBEARBEI-TUNG

Dieses Kapitel beschäftigt sich mit den unterschiedlichen Methoden und Angeboten zur Konfliktbearbeitung sowie etwaigen Maßnahmen, die bereits im Vorfeld präventiv zur Konfliktvermeidung, aber auch danach zur Konfliktbeilegung oder -regelung eingesetzt werden können.

5.1. Präventive Maßnahmen

Hier sind Maßnahmen und Möglichkeiten angeführt, die zunächst einmal die nötigen Voraussetzungen schaffen um sich schon im Vorfeld entsprechende Kompetenzen zur erfolgreichen Kommunikation im Allgemeinen sowie zum konstruktiven Umgang mit Konflikten anzueignen. Des Weiteren wird dargestellt, welche Hilfestellungen und Anlaufstellen für Informationen und Beratungen präventiv eingerichtet wurden und somit zur Verfügung stehen.

5.1.1. Schulungen/Kompetenzaneignung

Bei jeglicher Art von zwischenmenschlichen Beziehungen, sei es im privaten oder beruflichen Umfeld, treten Spannungen, Unstimmigkeiten oder Konflikte auf. Der Umgang mit diesen Herausforderungen ist gerade in der psychisch und physisch belastenden Pflegesituation nicht leicht.

Für alle Professionisten im Medizinbereich ist eine Aus- und Weiterbildung in den Bereichen Kommunikation und Konfliktmanagement vorteilhaft. Während des Studiums bzw. der Berufsausbildung liegt nach wie vor das Hauptaugenmerk auf der fachlichen Kompetenz, damit eine korrekte medizinische Versorgung eines/einer Pflegebedürftigen gesichert ist. Softskills wie Gesprächsführung und -lenkung mit Patienten/innen und deren Angehörigen dürfen aber keinesfalls außer Acht gelassen werden, da gerade im Bereich der Kommunikation Missverständnisse und somit auch Konflikte auftauchen (vgl. Punkt 4.3.1). Die Frage, die sich in diesem Zusammenhang stellt ist also: Welche Möglichkeiten gibt es für Mitarbeiter/innen im Medizin- und Pflegebereich, sich pädagogische, psychologische und rhetorische Fertigkeiten anzueignen, um Gespräche auf einem verständlichen und empathischen Niveau zu halten? Um diese Frage zu beantworten, werden nachstehend beispielhaft einige Grundlagen der Kommunikation und einige Kommunikationsarten vorgestellt.

5.1.1.1.   Inhalts- und Beziehungsaspekte der Kommunikation

Stress und Ausnahmesituationen, aber auch ein Krankheitsbild selbst können die Dekodierung des Gesagten, z.B. die Diagnose, den Therapieverlauf und die Heilungschancen, im Sinne des Sender-Empfänger-Modells beeinträchtigen. So lässt zum Beispiel die Verwendung von unverständlichen Fachausdrücken eine eventuell vorhandene Überforderung weiter steigen und führt zumindest auf der Inhaltsebene zu schlechtem oder gar keinem Verständnis. Werden zudem vom Empfänger der Kommunikation auf einer nonverbalen Ebene, also in Gestik, Mimik und/oder Tonfall, Widersprüche zum Inhalt des Gesagten festgestellt, sind Konflikte vorprogrammiert.

Laut Paul Watzlawick, einem österreichischen Kommunikationswissenschafter, Psychotherapeuten, Psychoanalytiker und Philosophen, ist bei jeder zwischenmenschlichen Interaktion das ‚wie‘, also der Beziehungsaspekt, und das ‚was‘, also der Inhaltaspekt, ausschlaggebend, wobei unter Interaktion *„Ein wechselseitiger Ablauf von Mitteilungen zwischen zwei oder mehreren Perso-*

nen [...]"[203] verstanden wird. Bei jeder Interaktion und jeder Informationsvermittlung spielt die verbale und die non-verbale Kommunikation eine Rolle. Mittels der Sprache werden Informationen, Inhalte und Daten sozusagen das ‚**WAS**' kundgetan und übermittelt (Inhaltsebene). Auf der non-verbalen Ebene wird ausgedrückt ‚**WIE**' eine Information zu verstehen ist (Beziehungsebene). Beide Kommunikationsebenen, also Beziehungs- und Inhaltsebene, sind kohärent und laufen parallel. Sind sie darüber hinaus auch stimmig, d.h. authentisch und passen zusammen, kann der gewünschte Kommunikationserfolg erzielt werden, vgl. Abbildung 4: Aspekte der Kommunikation.[204]

Abbildung 4: Aspekte der Kommunikation

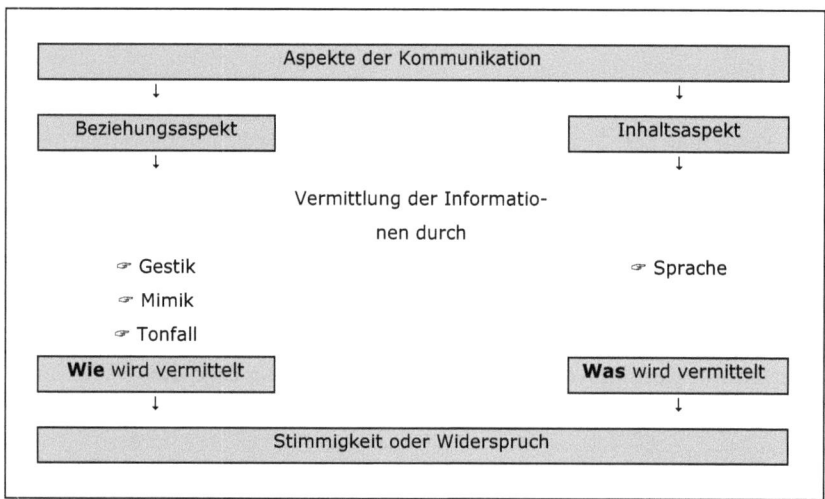

---

[203] Watzlawick, P./Beavin, J./Jackson, D.: Menschliche Kommunikation. Formen Störungen Paradoxien, 11. unveränd. Auflage; Bern: 2007, S. 50 f.
[204] Vgl. Wingchen, J.: Kommunikation und Gesprächsführung für Pflegeberufe. Ein Lehr- und Arbeitsbuch, 3. aktual. Auflage; Hannover: 2014, S. 21 f.

Quelle: Wingchen, J.: Kommunikation und Gesprächsführung für Pflegeberufe. Ein Lehr- und Arbeitsbuch, 3. akt. Auflage; Hannover: 2014, S. 21; eigene Darstellung; Hallwang: 2015

„Wenn man also akzeptiert, daß alles Verhalten in einer zwischenpersönlichen Situation Mitteilungscharakter hat, d.h. Kommunikation ist, so folgt daraus, daß man, wie immer man es auch versuchen mag, nicht nicht (im Originaltext kursiv) kommunizieren kann. "[205]

Zusammenfassend lässt sich dazu noch sagen, dass gerade im Bereich der Pflege die Berücksichtigung aller Verhaltensweisen, die Auswirkungen auf die Kommunikation und deren Verständlichkeit und Interpretation haben, immer wichtiger wird.

5.1.1.2. Gewaltfreie Kommunikation – GFK

Marschall Rosenberg, ein amerikanischer Psychologe, entwickelte einen Kommunikations- und Konfliktlösungsprozess, der sich aus vier Komponenten – Beobachtung, Gefühle, Bedürfnisse und Bitten – zusammensetzt. Dabei geht es einerseits darum, sich mit Hilfe dieser Komponenten authentisch mitzuteilen, andererseits ist es unabdinglich mit eben diesen Komponenten seinem Gegenüber Empathie entgegenzubringen und auch aktives Zuhören zu praktizieren. Dieser Kommunikationsprozess ermöglicht es einem nicht nur sich selbst, sondern auch sein Gegenüber mit seinen Gefühlen, Bedürfnissen und Wünschen wahrzunehmen. Der erste Schritt in der GFK ist es, die momentane Lage, den Zustand zu **beobachten**. Hierbei ist wichtig, bewusst keine Bewertung vorzunehmen, sondern lediglich aufmerksam zu betrachten und die Vorgänge zu verfolgen. Im nächsten Schritt sollen die eigenen und die **Gefühle** des Gegenübers wahrgenommen und anschließend ausgesprochen werden. In

---

[205] Watzlawick, P./Beavin, J./Jackson, D.: Menschliche Kommunikation. Formen Störungen Paradoxien, 11. unveränd. Auflage; Bern: 2007, S. 51

Schritt drei geht es darum die **Bedürfnisse**, die sich hinter den Gefühlen verbergen, zu erkunden und zu verbalisieren. Im abschließenden, vierten Schritt wird eine spezifische **Bitte** formuliert um klarzustellen, was genau vom Gegenüber gemacht werden kann um die Situation zu verbessern.[206]

Im Buch von Marschall Rosenberg schreibt eine Ärztin: *„Die GFK hilft mir, die Bedürfnisse meiner Patienten zu verstehen und auch, was für sie in einem bestimmten Moment wichtig ist zu hören (im Originaltext kursiv)"*[207]. Gerade im Pflegebereich ist es enorm wichtig die Ängste, den Ärger und den Schmerz der Patienten/innen und deren Angehörigen wahrzunehmen um herauszufinden, also in anderen Worten zu hören, zu fühlen und zu verstehen, welches Bedürfnis derzeit nicht erfüllt ist und wie dieser Mangel beseitigt werden kann.

5.1.1.3. Türöffner und Killerphrasen

Zu Beginn eines Gesprächs ist es wichtig, den sogenannten ‚Rapport' zum Gegenüber herzustellen, d.h. sein Vertrauen zu gewinnen auf der Basis von gegenseitiger Achtung, gegenseitigem Verständnis und von Empathie. Für ein erfolgreiches Gespräch sind Aufmerksamkeit, vollkommene Präsenz und sichtbares Interesse am Gesprächspartner Grundvoraussetzungen. Mittels sogenannter ‚**Türöffner**' wie: *„Würde es Ihnen helfen, darüber zu sprechen?"*[208] oder *„Manchmal hilft es, wenn man sich etwas einfach von der Seele redet!"*[209] wird einerseits Interesse gezeigt und andererseits der/die Gesprächspartner/in ermuntert Vertrauen zu gewinnen. Auch wohlwollende Mimik und Gestik gepaart mit kurzen Kommentaren, die Verständnis und Inte-

---

[206] Vgl. Rosenberg, M.B.: Gewaltfreie Kommunikation. Eine Sprache des Lebens, 10. Auflage; Paderborn: 2012, S. 25 f.

[207] Rosenberg, M.: Gewaltfreie Kommunikation. Eine Sprache des Lebens, 10. Auflage; Paderborn: 2012, S. 28

[208] Wingchen, J.: Kommunikation und Gesprächsführung für Pflegeberufe. Ein Lehr- und Arbeitsbuch, 3. aktual. Auflage; Hannover: 2014, S. 45

[209] Wingchen, J.: Kommunikation und Gesprächsführung für Pflegeberufe. Ein Lehr- und Arbeitsbuch, 3. aktual. Auflage; Hannover: 2014, S. 45

resse signalisieren, wie etwa „»Oh« »Hm« »Ja!?« [...]"[210], sowie ein entspannter, aber aufmerksamer Augenkontakt, unterstützen einen empathischen Gesprächsverlauf und bieten dem/der Gesprächspartner/in die entsprechende Plattform um seine/ihre Ängste, Schmerzen, Bedürfnisse und Wünsche kundzutun.[211]

Sogenannte ‚**Killerphrasen**', die den Kommunikationsfluss stören, den/die Kommunikationspartner/in zu ungewollten Reaktionen aufrufen oder ihn/sie gar völlig unterbrechen könnten, sind mit großer Vorsicht anzuwenden. Dazu gehören z.b. gut gemeinte Ratschläge oder Lösungsvorschläge, die im Gegenüber das Gefühl wachsen lassen könnten abhängiger zu sein als nötig und/oder ihm möglicherweise auch noch signalisieren, dass er/sie selber unfähig sei Lösungen zu finden. Ein weiteres Beispiel könnte der Versuch sein Menschen ausschließlich mit harten Fakten, Daten und Erfahrungen zu überzeugen. Dies kann zu Verteidigungsreaktionen führen oder dem/der Patient/in, bzw. den/der Pflegebedürftigen das Gefühl geben, alle Bemühungen seinerseits/ihrerseits seien zwecklos und es habe ja doch alles keinen Sinn mehr etc. Killerphrasen werden allerdings dann erst zu Kommunikationssperren, wenn die von Carl Rogers aufgestellten Forderungen der personenzentrierten Gesprächsführung, also die Echtheit (Kongruenz), die Wertschätzung (Akzeptanz) und die Empathie, ausgeklammert werden. In anderen Worten: Eine Kommunikationssperre, auch Rapportverlust genannt, tritt im Normalfall dann ein, wenn sich der/die Pflegebedürftige oder der/die Angehörige durch die getroffene Aussage nicht wertgeschätzt, nicht angenommen und nicht verstanden fühlt. Zu Rapportverlusten kommt es außer-

---

[210] Wingchen, J.: Kommunikation und Gesprächsführung für Pflegeberufe. Ein Lehr- und Arbeitsbuch, 3. aktual. Auflage; Hannover: 2014, S. 46

[211] Vgl. Wingchen, J.: Kommunikation und Gesprächsführung für Pflegeberufe. Ein Lehr- und Arbeitsbuch, 3. aktual. Auflage; Hannover: 2014, S. 45 ff.

dem dann häufig, wenn Aussagen inkongruent getätigt werden (vgl. Punkt 5.1.1.1.).[212]

Weitere Möglichkeiten die Kommunikation auf Seiten des Sprechers (Senders), aber auch des Zuhörers (Empfängers) zu verbessern, wären beispielsweise die verschiedenen Techniken des NLPs (Neurolinguistisches Programmieren) entwickelt von Richard Bandler und John Grinder, die Transaktionsanalyse von Eric Berne in Anlehnung an das Instanzenmodell von Siegmund Freud, aber auch die Nutzung des Humors im medizinischen Bereich oder der ‚personen-zentrierte Ansatz' von Tom Kitwood und generell das Verstehen und Lesen der Körpersprache.

5.1.2. Sozialer Hilfsdienst/MiA-Begleiter:

Aus dem Projekt NaMaR (Netzwerk für ältere Menschen im alpenländischen Raum) durchgeführt im Zeitraum 01.06.2010 bis 31.12.2012, initialisiert von der Caritas Salzburg, Caritas Innsbruck und Caritas München-Freising, entstanden in verschiedenen Ortschaften Ehrenamtsgruppen, die pflegenden Angehörigen zur Seite stehen. Für die Einrichtung dieser heute ‚MiA-Begleiter' oder ‚Sozialer Hilfsdienst' genannten Personengruppe wurde regionale Öffentlichkeitsarbeit betrieben, Lehrgänge für Ehrenamtliche MiA-Begleiter/innen durchgeführt und in manchen Bereichen sogar die Weichen für zukünftige Netzwerke gestellt.

Ein MiA-Lehrgang bietet den ehrenamtlichen Helfern/innen eine Art Grundausbildung für die Unterstützungstätigkeit der pflegenden Angehörigen. Der Sinn und Zweck dieser Freiwilligenarbeit ist es diesen Angehörigen Beistand

---

[212] Vgl. Wingchen, J.: Kommunikation und Gesprächsführung für Pflegeberufe. Ein Lehr- und Arbeitsbuch, 3. aktual. Auflage; Hannover: 2014, S. 48 ff.

zu leisten „[...] sich ihr Leben mit einem Pflegebedürftigen so zu gestalten, dass es als befriedigend und auch als bereichernd erlebt werden kann."[213]

Der MiA-Lehrgang, der weiterhin bei Bedarf in den Gemeinden organisiert wird, besteht aus 45 Einheiten und zwei Exkursionen und beinhaltet unter anderem:

- Kommunikationstechniken und Gesprächsführung
- Spannungsfeld Pflege – Familiendynamik, Bedürfnisse, Schuldgefühle etc.
- Gesetzliche Rahmenbedingungen
- Umgang mit Krankheit und Alter(n)
- Sinn, Ethik und innere Haltung
- Handlungsfelder entwickeln – Öffentlichkeitsarbeit, Fortbildung, Supervision, Reflexion etc.[214]

Laut der Auswertung einer Caritas-Umfrage durch das Beratungsunternehmen conSalis, „[...] findet Begleittätigkeit zu 52% ‚zuhause' bei den pflegenden Angehörigen statt; 28% gaben öffentliche Orte an, 16% führten Telefongespräche."[215] Überraschenderweise nehmen pflegende Angehörige die Chance für ein Gespräch mit MiA-Begleitern/innen nicht unbedingt im Rahmen eines offiziellen Termins wahr, vielmehr werden Fragen im Alltagsleben, so zum Beispiel bei einem zufälligen Treffen auf der Straße gestellt. Daher sind Ideenreichtum und Eigenverantwortlichkeit Hauptkriterien, die von den MiA-Begleiter/innen und freiwilligen Mitarbeiter/innen der Sozialen Hilfsdienste für

---

[213] Caritas online: http://www.namar.at/mia-lehrgang/ (23.07.2015, 17:12)
[214] Vgl. Caritas online: http://www.namar.at/fileadmin/ storage/salzburg/webseite/microseiten/namar/MiA_Lehrgangsinhalte.pdf (23.07.2015, 17:12)
[215] Marchner, G./Pircher, E.: Begleitung wirkt. Pflegende Angehörige im Mittelpunkt ehrenamtlichen Engagements, Kurzfassung des Evaluationsberichts bezüglich des Projekts NaMaR; Salzburg:München – Freising: Innsbruck: 2012, S. 8

die Kontaktaufnahme mit den pflegenden Angehörigen und zur Information über das Angebot erfüllt werden müssen. Die Orte, an denen die Kontakte hergestellt werden und Informationen ausgetauscht werden, reichen von generellen Informationsveranstaltungen in Gemeinden, Pfarren etc. bis hin zu ‚Angehörigen-Cafes'. Es sind den MiA-Begleitern/innen kaum Grenzen gesetzt um Interessierte über das Angebot aufklären zu können.[216]

Mit dem Projekt NaMaR wurde eine präventive Maßnahme ergriffen. Freiwilligen oder auf ehrenamtlicher Basis agierenden Personen wird eine ‚Begleitungs-/Unterstützungs'-Ausbildung angeboten um im Akutfall pflegenden Angehörigen zur Seite stehen zu können.

Die Inanspruchnahme der freiwilligen Dienste der MiA-Begleiter/innen und anderer Sozialer Hilfsdienste trägt dazu bei einerseits intrapersonale sowie andererseits zwischenmenschliche Konflikte während einer häuslichen Pflegesituation zu reduzieren.

5.1.3. Das Angehörigengespräch

Das Österreichische Sozialministerium in Kooperation mit der SVA der Bauern und der Bundesarbeitsgemeinschaft Freie Wohlfahrt führt seit August 2014 das Pilotprojekt ‚Angehörigengespräch' durch. Diese persönlich stattfindende präventive Maßnahme, wird nach vollständiger Implementierung in allen Bundesländern ab 2015 kostenlos für pflegende Angehörige angeboten. Während des Gesprächsverlaufs sollen nachstehende *„[...] Interventionen Platz finden:*

- *Entlastungsgespräch (Bestärken und Ermutigen)*

---

[216] Vgl. Marchner, G./Pircher, E.: Begleitung wirkt. Pflegende Angehörige im Mittelpunkt ehrenamtlichen Engagements, Kurzfassung des Evaluationsberichts bezüglich des Projekts NaMaR; Salzburg: München – Freising:Innsbruck: 2012, S. 8 f.

- *Unterstützung zur Selbsthilfe (Empowerment)*
- *Information und Aufklärung zur Situationsbewältigung*
- *Aufzeigen der eigenen Kräfte und Stärken*
- *Aufzeigen von regional verfügbaren Unterstützungsstrukturen"*[217]

Die Gespräche werden im Rahmen von einem Hausbesuch, oder wahlweise auch an einem anderen Ort von qualifizierten Psychologen/innen, Psychotherapeuten/innen oder Sozialarbeitern/innen durchgeführt. Sinn und Zweck ist, pflegenden Angehörigen beratend zur Seite zu stehen um Lösungen für jene Herausforderungen/Probleme zu finden, die sich aufgrund der Belastungen durch die Übernahme der Pflege ergeben (haben).[218]

5.1.4. Entlassungsmanagement/Übergangspflege/ Case-Manager

Entlassungsmanagement, angeboten in verschiedenen stationären Krankenanstalten wird als Präventivmaßnahme und zur Informationsübermittlung gesehen. Angesprochen werden die Pflegebedürftigen selbst sowie deren Angehörige. Im Rahmen eines Beratungsgespräches werden nachstehende Angebote gemacht:

- *„Betreuungskonzepte für die weitere Versorgung nach der Entlassung aus dem Krankenhaus Organisation und Koordination mobiler Hilfsdienste*

---

[217] Sozialministerium : http://www.sozialministerium.at/site/Soziales/ Pflege_und_Betreuung/Betreuende_und_pflegende_Angehoerige (23.07.2015, 15:20)

[218] Vgl. Sozialministerium: http://www.sozialministerium.at/site/Soziales/Pflege _und_Betreuung/Betreuende_und_pflegende_Angehoerige/Das_Pilotproje kt_Angehoerigengespraech_ (23.07.2105, 15:18)

- *Vermittlung von Dienstleistungen wie ‚Essen auf Rädern' und Haushaltsweiterführung*
- *Beratung und Unterstützung bei der Organisation von Hilfsmitteln (Haltegriffe, Rollstühle oder Gehhilfen u.v.m.)*
- *Beratung zu Themen wie Wohnraumadaptierung und Sturzprävention*
- *Hilfe bei Antragstellungen*"[219]

Die Inanspruchnahme eines Gesprächs im Rahmen des Entlassungsmanagements leistet einen wesentlichen Beitrag dazu Pflegebedürftigen und deren Angehörigen bei den ersten Schritten zum Pflegeprozess beratend zur Seite zu stehen. Die mögliche Überforderung mit der (neuen) Pflegesituation und die Herausforderung, alles Nötige organisieren zu müssen, können zu Problemen und Konfliktsituationen, vor allem im Familienverband, führen (vgl. Punkt 4.2.1). Um zumindest die Belastung betreffend der fachlich-pflegerischen Versorgung und der zur Verfügung stehenden Hilforganisationen abzufedern, ist eine derartige Beratung für alle Betroffenen im Normalfall sehr hilfreich.

Des Weiteren besteht die Möglichkeit einer **Übergangspflege**. Ziel dieser Maßnahme ist es den/die Patienten/in nach einem stationären Krankenhausaufenthalts im eigenen Heim Hilfestellung zu leisten um wieder weitestgehend selbständig zu Hause leben zu können. Die Inanspruchnahme dieses Betreuungsdienstes wird z.B. im Bundesland Salzburg vom Land Salzburg (Amt der Salzburger Landesregierung) unterstützt und die Dauer der Maßnahme beträgt maximal drei Monate bzw. 60 Stunden. Positiv hervorzuheben ist der systemische Ansatz dieses Konzeptes, weil unter anderem auch den pflegenden Angehörigen gleich von Anfang an fachliche Unterstützung angeboten

---

[219] SALK Salzburger Landeskliniken: http://salk.at/12964.html (24.07.2015, 19:43)

wird, was wesentlich zur Entlastung aller Beteiligten beiträgt (vgl. Punkt 4.1.1 und Punkt 4.2.1).[220]

„Übergangspflege wirkt konfliktlösend (82%) und fördert so die Integration von Menschen in ihr gewohntes Lebensfeld"[221], gibt SALK (Salzburger Landeskliniken) in der Präsentation ‚Übergangspflege als Anstoß zum Umdenken' bekannt.

Die Beratungsgespräche im Rahmen des Entlassungsmanagements und das Angebot der Übergangspflege bieten gerade als Schnittstelle von stationärer Pflege zu Pflege zu Hause bzw. in anderen Pflegeeinrichtungen die Gelegenheit und auch die große Chance aufkeimende Konflikte von vornherein einzudämmen. Die entsprechende Dokumentation für und Informationsübergabe an beteiligte Professionisten hilft ebenfalls die interdisziplinären Unstimmigkeiten und Konflikte (vgl. Punkt 4.3) von Anfang an gering zu halten.

Als weitere Maßnahme stehen unter anderem **Case-Manager/innen** oder Care-and-Case-Manager/innen (z.B. der Sozialversicherungsanstalten, Krankenhäuser, Rehabilitationseinrichtungen etc.) zur Verfügung. Von Case-Managern wird *„[...] entlang eines gesamten Krankheits- oder Betreuungsverlaufes eines Patienten oder Klienten (‚over time') und quer zu den Grenzen von Versorgungseinrichtungen und -sektoren sowie Professionen (‚across services') ein maßgeschneidertes Versorgungspaket (‚package of care') erhoben, geplant, implementiert, koordiniert und evaluiert [..]"*[222]. Dieses Angebot

---

[220] Vgl. Land Salzburg online: http://service.salzburg.gv.at/lkorrj/Index? cmd=detail_ind&nachrid=45613 (24.07.2015, 21:04)

[221] SALK Salzburger Landeskliniken: http://www.elisabethinen.or.at/fileadmin/user_upload/Downloads/Aktuell es/20150512_Das_neue_Alt_Tagung/Praesentationen/Praesentation_Ueb ergangspflege_als_Anstosz_zum_Umdenken.pdf (24.07.2015, 19:40)

[222] ÖGCC Österreichische Gesellschaft für Care und Case Management: http://oegcc.at/wp-content/uploads/2013/10/OeGCC_Grundlagenpapier _290711.pdf (01.08.2015, 13:39)

bietet den Pflegebedürftigen und deren Angehörigen umfassende Hilfestellung bei der Koordination von Unterstützungsmaßnahmen und der Vermeidung von Missverständnissen und Informationsdefiziten zwischen den einzelnen beteiligten Professionen.

5.1.5. Anlaufstellen/Informationsplattformen

Im Rahmen des **Pflegetelefons** wird vom Bundesministerium für Arbeit, Soziales und Konsumentenschutz österreichweit kostenlose Pflegeinformation angeboten. Die Beratungshotline steht den Pflegebedürftigen und deren Angehörigen vorwiegend zu den nachstehenden Themen zur Verfügung:

- *„Pflegegeld*
- *Sozialversicherungsrechtliche Absicherung von Pflegepersonen*
- *Betreuungsmöglichkeiten in der eigenen Wohnung*
- *Kurzzeitpflege, stationäre Weiterpflege, Urlaubspflege*
- *Hilfsmittel, Heilbehelfe, Adaptierungen*
- *Finanzielle Hilfen und Förderungen, 24-Stunden-Betreuung*
- *Pflegekarenz, Pflegeteilzeit, Pflegekarenzgeld*
- *Familienhospizkarenz"*[223]

Ähnlich dem Pflegetelefon wird vom Land Salzburg eine kostenlose **Pflegeberatung** angeboten. In eigens eingerichteten Beratungsstellen werden Information über alle wichtigen Themen und Antworten auf Fragen, die bei einem plötzlich eintretenden Pflegefall auftreten, angeboten. Dieses unabhängig von einem Leistungsanbieter geführte Beratungsgespräch, das auf Wunsch direkt zu Hause oder aber auch anonym geführt werden kann, hilft dem/der Pflegebedürftigen und dessen/deren Angehörigen sich einen Überblick über die

---

[223] Bundesministerium für Arbeit, Soziales und Konsumentenschutz: https://www.help.gv.at/Portal.Node/hlpd/public/content/36/ Seite.360523.html (25.07.2015, 17:45)

Versorgungs- und Betreuungsmöglichkeiten im Pflegebereich zu verschaffen, damit gemeinsam eine für alle Betroffenen günstige Lösung erarbeitet werden kann.[224]

Die Homepage des Bundesministeriums für Arbeit, Soziales und Konsumentenschutz bietet einen guten Überblick über die Möglichkeiten im Bereich Pflege und Betreuung. Hier sind ebenfalls die **Sozialen Dienste** angeführt, z.b. freie Wohlfahrtsverbände wie das Rote Kreuz, die Caritas, das Hilfswerk, und andere Organisationen, die von den Ländern und Gemeinden angeboten werden. Die Sozialen Dienste bieten ebenfalls Informationen (online, Folder, etc.) und Beratungsgespräche rund um das Thema Pflege an.[225]

Eine spezielle Plattform (www.pflegedaheim.at) für pflegende Angehörige, die ebenfalls vom Bundesministerium für Arbeit, Soziales und Konsumentenschutz eingerichtet wurde, ergänzt die Hilfsangebote um etwaige **Selbsthilfegruppen, Telefonseelsorge**, Soziale Hilfsdienste (vgl. Punkt 5.1.2), psychosoziale Dienste, etc. Des Weiteren bieten **Vereine** oder **Interessensgemeinschaften**, z.b. aha-Salzburg, IG-Pflege und andere kostenlose Entlastungsgespräche und Gesprächsmöglichkeiten bei einem Cafetreff an. Die Möglichkeit sich mit Gleichgesinnten oder ‚Gleichbetroffenen' auszutauschen, bietet auch die Chance sich gegenseitig zu stützen, neue Ideen zu kreieren und vor allem wieder Mut und Kraft zu schöpfen um der fordernden, belastenden und konfliktgeladenen Situation gestärkt entgegen zu sehen. Besonders in Selbsthilfegruppen lässt der Erfahrungsaustausch mit jenen, die die gleiche Situation gerade durchleben oder durchlebten, neue Wege erkennen, wie mit verschiedenen Situationen, Herausforderungen, Spannungen oder Konflikten (vgl. Punkt 4.1 und Punkt 4.2) umgegangen werden kann.

---

[224] Vgl. Land Salzburg: http://gesundheitsalzburg.at/angebot/erwachsen engesundheit/pflegeberatung-des-landes-salzburg (01.08.2015, 14:32)
[225] Vgl. Sozialministerium: http://www.sozialministerium.at/cms/site/liste.html?channel=CH2222&ea syread=1#search (25.07.2015, 17:32)

Zusammenfassend kann gesagt werden, dass wenn die Beteiligten gut infor-miert über die verschiedenen Varianten der Pflege sowie der finanziellen Un-terstützungsmöglichkeiten sind, dann lassen sich die Sorgen, Probleme und etwaig auftretende Konflikte betreffend der bestmöglichen Versorgung des/der Pflegebedürftigen, unter Berücksichtigung der Finanzen und des mög-lichen Zeitaufwandes der (pflegenden) Angehörigen leichter lösen. Zusätzlich dazu lassen sich im Austausch mit anderen betroffenen Menschen Wege und Optionen finden, die ebenfalls zur Erleichterung oder Entschärfung der Situa-tion beitragen können.

5.2.   Im Akutfall

In diesem Kapitel sind Methoden, professionelle Hilfestellungen und Angebote angeführt, die eine Konfliktregelung herbeiführen, wenn Unstimmigkeiten und Konflikte bereits weiter fortgeschritten sind.

5.2.1. Mediation

Mediation als strukturierte, prozessorientierte und außergerichtliche Konflikt-regelungsmethode unterstützt die Klärung bestehender und das offene An-sprechen und Bereinigen neuer Konflikte. Durch eine Mediation, was bedeutet, dass ein/e allparteilicher Dritte/r diesen Prozess begleitet, können Diskrepan-zen und Spannungsfelder an- und ausgesprochen werden. Das wichtigste Prinzip dabei ist, dass die Konfliktparteien gemeinsam eine Lösung suchen. Zusätzlich können durch mediative Vorgehensweisen soziale und psychische Belastungen der Beteiligten zur Sprache gebracht werden und Konflikte somit auch zukünftig verringert oder auch behoben werden.

„So wie die Medikation [...] der Heilung von Krankheiten dient und heute auch präventiv zur Gesunderhaltung eingesetzt wird, so dient Mediation [...] der

Vermittlung von Konflikten und wird heute auch im Bereich der Prävention zur Erfindung von Lösungen eingesetzt."[226]

Durch eine Mediation können Gegenpositionen sichtbar gemacht, Ressourcen gewürdigt und gegenseitiges Verständnis für weitere Handlungsoptionen entwickelt werden.

Da es sich bei der Mediation um eine spezielle Methode zur Konfliktbereinigung handelt, wird nachstehend kurz auf ihren Prozess, ihre Auswirkungen/ihr Nutzen und auf die Aufgaben des/der Mediators/in eingegangen.

5.2.1.1. Mediationsprozess

Das 5-Phasen-Modell, auch ALPHA-Struktur genannt, beschreibt den Prozessablauf einer Mediation, damit den Konfliktparteien die Gelegenheit geboten wird, gemeinsam vom Konflikt zu möglichen Lösungen bzw. Regelungen zu kommen.[227]

Der erste Schritt ist die **Auftragsklärung** – Zielvereinbarung –, die von allen Konfliktparteien unterfertigt wird. Hierbei werden die Rahmenbedingungen und die weitere Vorgehensweise in schriftlicher Form festgelegt. Zu allererst wird als Zielsatz auf Metaebene in den Worten der Medianden formuliert und festgehalten, was das Ergebnis dieser Mediation sein soll (hier ist der Inhalt wesentlich). Der nächste Punkt umfasst das Thema Umgangsformen. Dabei ist zu klären, wie verhandelt wird, und es werden Kommunikationsregeln aufgestellt (hier ist der Prozess ausschlaggebend). Zusätzlich wird vereinbart, dass die einzelnen Positionen und Interessen der Konfliktparteien anhand einer

---

[226] Hertel von, A.: Professionelle Konfliktlösung. Führen mit Mediationskompetenz, Bd. 6; Frankfurt: 2009, S. 18

[227] Vgl. Hertel von, A.: Professionelle Konfliktlösung. Führen mit Mediationskompetenz, Bd. 6; Frankfurt: 2009, S. 36 f.

Themenliste erarbeitet werden. In weiterer Folge werden deren Vor- und Nachteile erstellt sowie deren Auswirkungen geprüft. Der letzte Teil der schriftlichen Auftragsklärung beinhaltet, dass die Medianden über die Prinzipien der Freiwilligkeit, Allparteilichkeit, Transparenz, und Selbstverantwortlichkeit etc. der Mediation einerseits sowie über die Kosten und Rechtsmittelbelehrung andererseits informiert wurden.[228]

Der zweite Schritt der ALPHA-Struktur beinhaltet die Erstellung der **Liste der Themen.** Hier werden die Standpunkte und Sichtweisen aller Beteiligten betreffend der Konfliktfelder/Streitpunkte dargelegt, um eine Prioritätenliste, ebenfalls auf Metaebene zu erstellen, d.h. es wird geklärt um welches Thema es sich handelt und nicht welche Position im Sinne von ‚ich will…' vertreten wird. *„Jeder spricht alles an, was aus seiner Sicht gesagt werden muss: Fachliches, Emotionales, Juristisches, Sonstiges …"*[229] Als Prozessbegleiter/in übernimmt der/die Mediator/in die Strukturierung und Sammlung der Themen um diese in weiterer Folge bearbeiten zu können.

Im dritten Schritt werden die Interessen, Bedürfnisse und Werte eruiert, die hinter den von den einzelnen Beteiligten eingenommenen **Positionen** liegen. Hierbei handelt es sich um das Herzstück jeder Mediation. *„Wenn Menschen aussprechen können, was sie wollen, ohne dabei unterbrochen zu werden, ist der Weg frei für die wichtigste Frage in der mediativen Verhandlung: »Wofür ist Ihnen das wichtig?«"*[230] Dieser Phase ist ausreichend Zeit und Raum zu geben, damit jede/r Beteiligte seine/ihre Motive, innere Beweggründe, Gefühle, Wünsche und Bedürfnisse so in Worte fassen kann, dass er/sie einerseits bei sich selbst bleiben kann und andererseits auch eigenverantwortlich zu sich

---

[228] Vgl. Montada, L./Kals, E.: Mediation. Psychologische Grundlagen und Perspektiven, 3. Auflage; Basel: 2013, S. 252 ff.
[229] Hertel von, A.: Professionelle Konfliktlösung. Führen mit Mediationskompetenz, Bd. 6; Frankfurt: 2009, S. 39
[230] Hertel von, A.: Professionelle Konfliktlösung. Führen mit Mediationskompetenz, Bd. 6; Frankfurt: 2009, S. 40

selber stehen kann. Ist diese innere Haltung der Selbstakzeptanz einmal geschaffen, ist der Weg frei für die Akzeptanz und das Verständnis des Anderen.
Als Mediator/in ist darauf zu achten, dass die Kommunikationsregeln eingehalten werden und die Beteiligten dennoch ermuntert und angeleitet werden sich
zu artikulieren. Bei der Ergebniszusammenfassung ist anschließend darauf zu
achten, dass zunächst alle Gemeinsamkeiten der einzelnen Standpunkte aufgezeigt werden. Diese Vorgehensweise eröffnet die Möglichkeit, dass aus
Konkurrenzdenken eine gemeinsame Lösungssuche entsteht.[231]

Der vierte Schritt wird nach dem griechischen, freudigen Ausruf **Heureka**[232] –
im Sinne von ‚ich habe es gefunden' benannt, was besonders bei der Lösung
eines schwierigen Problems zutrifft. In dieser Phase wird anhand der Themenliste aus Schritt 2 und der Klarheit ‚um was es wirklich geht' aus Schritt 3 ein
Brainstorming, also ein Aufruf zur Ideensammlung angeleitet. Hauptaugenmerk ist dabei darauf zu legen, dass die Lösungen von den Medianden selbst
gefunden werden. Selbst erarbeitete und vereinbarte Lösungsmöglichkeiten
implizieren eine größere Wahrscheinlichkeit, dass die Abmachungen in der
Zukunft von allen Parteien eingehalten werden. Dabei werden die Vor- und
Nachteile beleuchtet, die Lösungsansätze auf ihre Machbarkeit und Umsetz-
barkeit überprüft (auch ‚Realitätscheck' genannt) und gemeinsam die pas-
sendste Lösungsvariante ausgewählt. [233]

Der letzte Schritt im Fünf-Phasen-Modell ist die **Abschlussvereinba-
rung/Mediationsvereinbarung**. Die gefundenen Lösungen und Ideen für
die einzelnen Themen werden in einer Vereinbarung/einem Vertrag fixiert und
als Regelung präzise formuliert, und das vorzugsweise schriftlich, oder aber

---

[231] Vgl. Poser, M./Schlüter, W.: Mediation für Pflege- und Gesundheitsberufe.
Kreativ Konflikte lösen; Bern: 2005, S. 72 ff.

[232] Vgl. Duden online: http://www.duden.de/node/640496/revisions/
1086159/view (27.07.2015, 14:02)

[233] Vgl. Hertel von, A.: Professionelle Konfliktlösung. Führen mit Mediationskompetenz, Bd. 6; Frankfurt: 2009, S. 40 f.

auch in anderer Form wie z.B. per Handschlag. Hier ist besonders darauf zu achten, dass die Formulierung hieb und stichfest ist, dass es also keine Schlupflöcher, die Interpretationsspielraum bieten, gibt. Als Prozessbegleiter/in ist es ratsam, die ‚Überprüfbarkeits'-Frage *„Wer genau wird wo genau wann genau was genau wie tun?"*[234] so oft wie nötig zu stellen, und zwar so lange bis keine Zweifel mehr bestehen betreffend Machbarkeit und Funktionalität. Nach der Fertigstellung des Vertrages ist ein positives Ausklingen des Mediationsprozesses wünschenswert. Dies erfolgt z.b. durch die Würdigung der Teilnahme jedes/jeder Beteiligte/n, der Offenheit und Bereitschaft für einen offenen Dialog oder auch in Form eines symbolischen Aktes wie das Anstoßen auf den Vertragsabschluss, ein gemeinsames Essen, oder das Aufsteigen lassen eines Luftballons.[235]

5.2.1.2. Aufgaben des Mediators

Der/die Mediator/in nimmt die Rolle des/der Prozessbegleiters/in ein, indem er unabhängig, freiwillig, allparteilich – das bedeutet die Gleichbehandlung aller Beteiligten – und ethisch korrekt agieren muss sowie der Schweigepflicht unterliegt. Er/sie ist für die Organisation der bestmöglichen Rahmenbedingungen zuständig, damit unter seiner/ihrer Leitung eine geeignete Konfliktbearbeitung und offene Gespräche unter den Konfliktpartnern/innen stattfinden können. Mit Hilfe von bestimmten Fragetechniken werden die *„[...] ‚Tiefenstrukturen' (im Originaltext unter Anführungszeichen) von Konflikten, d.h. der eigentlichen Anliegen hinter den Positionen [...]"*[236] für alle Beteiligten sicht- und erkennbar. Das Eingreifen des/der Mediators/in mit entsprechenden Interventionsmaßnahmen um gegenseitiges Verständnis zu schaffen, Eskalatio-

---

[234] Hertel von, A.: Professionelle Konfliktlösung. Führen mit Mediationskompetenz, Bd. 6; Frankfurt: 2009, S. 41

[235] Vgl. Poser, M./Schlüter, W.: Mediation für Pflege- und Gesundheitsberufe. Kreativ Konflikte lösen; Bern: 2005, S. 76 f.

[236] Montada, L./Kals, E.: Mediation. Psychologische Grundlagen und Perspektiven, 3. Auflage; Basel: 2013, S. 256

nen und Manipulationen zu vermeiden sowie generell die Gespräche in fairer und respektvoller Art am Laufen zu halten, ist ebenfalls seine/ihre Aufgabe. Des Weiteren führt der/die Mediator/in die Beteiligten an eine selbständige Lösungsfindung heran, und unterstützt sie professionell bei der Erarbeitung einer für alle akzeptablen und vor allem realistischen und umsetzbaren Vereinbarung.[237]

5.2.1.3. Vorteile/Nutzen und Auswirkungen

Abgesehen davon, dass die Mediation im Vergleich zu einem Gerichtsverfahren die kostengünstigere Variante ist, bietet sie auch die Möglichkeit die Streitregelung in einem kürzeren Zeitraum zu erarbeiten. Die Lösungen/Regelungen werden, ebenfalls im Gegensatz zu einem Gerichtsverfahren, weder fremdbestimmt noch vorgegeben, sondern werden autonom, durch Selbstfindung, -verantwortung und -entscheidung getroffen. Es geht dabei weder um Schuld, noch um Sieg oder Niederlage, sondern es geht um das Einnehmen von zukunftsorientierten Sichtweisen, die es den Beteiligten erlauben mögliche Handlungs- und Vorgehensweisen für die Zukunft gemeinsam zu finden. Dies resultiert im Normalfall in wirklich nachhaltigen Vereinbarungen, weil sie für alle Beteiligten leb- und umsetzbar sind. Die dabei trotzdem gewährleistete Vertraulichkeit ist ebenfalls ein Pluspunkt, genau so wie die für alle Beteiligten, auch für den/die Mediator/in, geltende Freiwilligkeit. Jede/r Beteiligte kann sich für oder gegen ein Mediationsverfahren aussprechen und laufende Mediationsprozesse jederzeit abbrechen. Durch das Wahrnehmen und Erkennen der eigenen Bedürfnisse/Werte und die der anderen werden bei einem Mediationsverfahren nicht nur anhaltende emotionale Belastungen, wie

---

[237] Vgl. Montada, L./Kals, E.: Mediation. Psychologische Grundlagen und Perspektiven, 3. Auflage; Basel: 2013, S. 256

sie z.b. während eines Gerichtsverfahrens vorkommen, ausgeschlossen, sondern es wird die Persönlichkeitsentwicklung sogar gefördert.[238]

5.2.2. Systemisches Coaching/Aufstellungsarbeit

In diesem Abschnitt wird auf eine weitere Konfliktbearbeitungsmethode nach
dem systemischen Ansatz, nämlich auf die Aufstellungsarbeit, das Systemische Coaching/Therapie, die systemische Familientherapie etc. eingegangen.
Gerade bei latenten Konflikten (vgl. Punkt 4.2.6) und bei Rollenverschiebun-
gen/-konflikten (vgl. Punkt 4.2.3), die meist unbewusst eingenommen werden, bringen Konfliktbearbeitungsmethoden mit systemischem Ansatz Klarheit.

Aufgrund der vielfältigen Therapieansätze im systemischen Bereich wird nachstehend beispielhaft der Ablauf einer Aufstellungsarbeit dargestellt.

5.2.2.1. Ablauf/Prozess der Aufstellungsarbeit

In der Aufstellungsarbeit wird mit Statisten/innen bzw. Rollenspieler/innen
(das sind zur Verfügung stehende, nicht unmittelbar von dem Problem betroffene Personen) oder Figuren/Symbolen (z.B. Holz-, Playmobilfiguren, Zet-
tel/Schuhe als Bodenanker etc.) gearbeitet. Diese stehen als Repräsentant/in
für jemanden oder für etwas und mit ihnen wird das innere Bild des/der
Klient/in von der momentanen Situation/Konflikt aufgestellt und somit sichtbar gemacht. Insa Sparrer und Matthias Varga von Kibéd, Entwickler der
Interventionsmethode ‚Systemische Strukturaufstellung (SySt) als Modell zur
Simulation von Systemen' sprechen über *„[...] Modelle, die wir uns von der*

---

[238] Vgl. Poser, M./Schlüter, W.: Mediation für Pflege- und Gesundheitsberufe.
Kreativ Konflikte lösen; Bern: 2005, S. 252

Welt bilden[...][239]. Das mit Hilfe von Repräsentanten/innen aufgestellte Bild, das in der SySt auch ‚zu veränderndes System' genannt wird, beinhaltet *„Das, was die KlientIn verändern möchte – einschließlich der Gesamtheit möglicher Veränderungskontexte [...]"*[240]. Das bedeutet, dass das Bild unter anderem auch jene Aspekte/Elemente enthält, um die es in der zu klärenden Fragestellung/Konflikt des/der Klient/in geht. Die Wahrnehmung der Situation oder des ‚(Veränderungs-)Systems' erfolgt zunächst aus einer Metaposition. *„Die Figuren stehen ja, wie Stellvertreter in der Gruppe auch, nicht für sich. Sie sind eine Projektionsfläche für die erlebten und nicht erlebten Personen aus der Familie oder anderen Beziehungssystemen des Klienten. Und sie geben ein räumliches Beziehungsfeld wieder [...]"*[241]. Dabei liefern sowohl die räumlich sichtbare Nähe/Distanz der einzelnen Elemente, als auch die wahrnehmbaren körperlichen Empfindungen, Gefühle, Emotionen etc. der einzelnen Stellvertreter/innen Informationen über den seelischen Zustand, in dem sich die dergestalt vertretenen Personen in der Situation/dem System befinden.[242]

Der nächste Schritt der Aufstellungsarbeit besteht darin, dass der/die Klient/in Klarheit erlangt. Dies geschieht dadurch, dass er/sie etwaige Zusammenhänge erkennt, die es dann wiederum ermöglichen Wege oder Ideen zu finden, die zur Klärung und/oder Lösung der Situation führen und/oder Veränderungsmöglichkeiten bieten. In diesem Prozess wird anhand von Interventionen durch den/die Aufstellungsleiter/in das System verändert und dann die Auswirkungen genau beobachtet. Diese Veränderungen können einerseits

---

239 Sparrer, I.: Systemische Strukturaufstellungen. Theorie und Praxis; Heidelberg: 2006, S. 9
240 Sparrer, I.: Systemische Strukturaufstellungen. Theorie und Praxis; Heidelberg: 2006, S. 11
241 Schneider, J.R./ Schneider, S.: Familien- und Systemaufstellungen in der Einzelarbeit mit Hilfe von Figuren, in De Philipp, W. (Hrsg.): Systemaufstellungen im Einzelsetting. Platz lassen, Raum geben, 3. Auflage; Heidelberg: 2012, S. 13
242 Vgl. Sparrer, I.: Systemische Strukturaufstellungen. Theorie und Praxis; Heidelberg: 2006, S. 9 ff.

durch Hinzufügen von Elementen/Repräsentanten/innen erfolgen oder durch das Umstellen bereits vorhandener Stellvertreter/innen. In diesem Veränderungsprozess werden Verbindungen zwischen den Repräsentanten/innen durch Blickkontakt erstellt und begleitend therapeutisch wirksame Sätze gesprochen, die gegebenenfalls mit Ritualen ergänzt werden.[243]

Nach jeder Intervention/Umgestaltung des Systems werden die Auswirkungen und Veränderungen aller Repräsentanten/innen/Elemente beobachtet sowie der seelische Zustand (Empfindungen, Gefühle, Emotionen, etc.) der Stellvertreter/innen abgefragt. Diese Interventionen werden so lange vorgenommen, bis als Ergebnis ein neu erschaffenes (Lösungs-)Bild entsteht, in welchem sich alle Statisten/innen/Elemente in einem guten Zustand befinden. Es ist darauf zu achten, dass für alle Beteiligte sowie deren Umfeld ein verbesserter oder zumindest neutraler Zustand erreicht wird.[244]

Der Abschluss einer Aufstellungsarbeit wird durch den *„Transfer der Veränderungen in das Ursprungssystem (System das verändert werden soll)"*[245] vorgenommen. Um diesen Transfer zu ermöglichen, nimmt der/die Klient/in den Platz seines/ihres Stellvertreters ein. Die wichtigsten bereits mit dem/der Repräsentant/in vorgenommenen Interventionen werden wiederholt, um dem/der Klient/in das neu geschaffene (Lösungs-)Bild aus der jetzigen Perspektive und mit allen Sinnen wahrnehmen zu lassen. Dieser Vorgang leitet bei den/die Klienten/innen einen weiter wirkenden Prozess ein, der sich in

---

[243] Vgl. Sparrer, I.: Systemische Strukturaufstellungen. Theorie und Praxis; Heidelberg: 2006, S. 15

[244] Vgl. Sparrer, I.: Systemische Strukturaufstellungen. Theorie und Praxis; Heidelberg: 2006, S. 15

[245] Sparrer, I.: Systemische Strukturaufstellungen. Theorie und Praxis; Heidelberg: 2006, S. 16

verschiedenen Formen, von der Änderung der Einstellung bis hin zu veränderten Handlungsweisen und/oder -möglichkeiten im Außen zeigen kann.[246]

5.2.2.2. Aufgabe Systemischer Begleiter/Therapeut/Berater

Die Kernaufgaben eines nach Systemischem Ansatz arbeitenden Begleiters sind – abgesehen von einer lösungs- und ressourcenorientierte Ausrichtung – einerseits die vollständige Wahrnehmung aller mit dem (Klienten-)Thema in Verbindung stehenden Beziehungen und Zusammenhänge, sowie andererseits die Bereitschaft *„[...] möglichst furchtlos das Unerwünschte, Abgewertete oder Gefürchtete aufzunehmen und dem Klienten die notwendige Unterstützung bei der Einbindung oder Ablösung dieser seelisch relevanten Inhalte zu bieten"*[247].

5.2.2.3. Vorteile/Nutzen und Auswirkungen

Als ein Vorteil des systemischen Ansatzes ist der Überblick über die Gesamtsituation und über alle mitwirkenden Elemente, der unter anderem durch die Einnahme der Metaposition entsteht. Unter Metaposition ist jene Betrachtungsweise zu verstehen, die außerhalb der Situation, sozusagen aus der Vogelperspektive vorgenommen wird. Dabei wird dissoziiert, in anderen Worten es wird eine Trennung vorgenommen, indem als Unbeteilige/r auf die Situation gesehen wird. Gerade im Bereich der Konfliktbearbeitung ist oft das Verständnis für den/die Konfliktpartner/in maßgebend für ein positives Resultat. Das wird aufgrund der verschiedenen Perspektiven der Beteiligten geleistet und dadurch entstehen auch Hilfestellungen für zukünftige Kommunikation. In der Aufstellungsarbeit wird auch gezeigt, *„[...] wo möglicherweise Über-*

---

[246] Vgl. Sparrer, I.: Systemische Strukturaufstellungen. Theorie und Praxis; Heidelberg: 2006, S. 15 f.

[247] De Philipp, W. (Hrsg.): Systemaufstellungen im Einzelsetting. Platz lassen, Raum geben, 3. Auflage; Heidelberg: 2012, S. 8

lagerungen mit früheren Ereignissen oder Verwechslungen von Personen vor-
liegen."[248](vgl. Punkt 4.2.3 und Punkt 4.2.6).[249]

Ein weiterer Nutzen dieser Methode ist die *„[...] Durchführung von simulierten*
Veränderungsprozessen, ohne dass die KlientIn das Risiko der damit verbun-
denen Konsequenzen tragen muss [...]"[250] und dieser Prozess kommt *„[...]*
einem Probehandeln zur Entdeckung von Lösungen"[251] nahe. Während der
Aufstellungsarbeit können demnach bis dato nicht wahrgenommene Faktoren
oder Aspekte zum Vorschein kommen, die dann für die Lösungsfindung und
Klärung wichtig sind. Ein weiterer Pluspunkt dieser Methode ist die Selbsterfahrung in Form der Wahrnehmung des gemeinsam erarbeiteten (Lösungs-
)Bildes mit allen Sinnen. Des Weiteren wirken sich die durchgeführten Interventionen, wie das Aussprechen von Sätzen oder das in Kontakt kommen mit
jemanden heilend auf die Situation und die Ordnung im System aus und sind
daher einer Lösungsfindung dienlich.[252]

5.2.3. Weitere Angebote zur Konfliktbearbeitung

Kommen beim Eintritt eines Pflegefalls bzw. während der Pflegezeit Unstimmigkeiten, Probleme und Konflikte betreffend der fachlichen (Pflege-
)Betreuung auf, stehen die bereits im Punkt 5.1 genannten Dienste und Anlaufstellen zur Verfügung. Bestehen Schwierigkeiten oder Differenzen zwischen den Pflegebedürftigen oder dessen Angehörigen mit Mitarbeiter/innen

---

[248] Sparrer, I.: Systemische Strukturaufstellungen. Theorie und Praxis; Heidelberg: 2006, S. 17

[249] Vgl. Sparrer, I.: Systemische Strukturaufstellungen. Theorie und Praxis;
Heidelberg: 2006, S. 16 f.

[250] Sparrer, I.: Systemische Strukturaufstellungen. Theorie und Praxis; Heidelberg: 2006, S. 15

[251] Sparrer, I.: Systemische Strukturaufstellungen. Theorie und Praxis; Heidelberg: 2006, S. 15

[252] Vgl. Sparrer, I.: Systemische Strukturaufstellungen. Theorie und Praxis;
Heidelberg: 2006, S. 16

der Sozialen Dienste im Pflegebereich oder von der 24-Stunden-Betreuung (vgl. Punkt 4.3) gibt es die Möglichkeit, das **Beschwerdemanagement des Pflege-/Betreuungsanbieters** als Unterstützung zur Beilegung von Konflikten in Anspruch zu nehmen. Erstrecken sich die Differenzen und Meinungsverschiedenheiten über mehrere involvierte Professionen (vgl. Punkt 4.3.3), ist es ratsam, je nach Eskalationsstufe eine/n Mediator/in (vgl. Punkt 5.2.1) oder ggfs. auch eine/n Lebens- und Sozialberater/in als Konfliktbearbeitungsbegleiter/in zu involvieren.

Im Bereich der **Lebens- und Sozialberatung** (LSB) Tätige fungieren als Gewerbetreibende im Bereich der Personenberatung und Personenbetreuung und decken die Themenbereiche ‚Psychologische Beratung, Ernährungsberatung und Sportwissenschaftliche Beratung' ab. Gerade die psychosoziale Beratung bietet Hilfestellung bei der *„[...] Aufarbeitung und Überwindung persönlicher sowie sozialer Konflikte [...]"*[253] (vgl. mit den Punkten 4.1 und 4.2 sowie 4.3). Die Hilfestellung der Lebens- und Sozialberater/innen umfasst eine *„[...] professionelle Beratung und Betreuung von Menschen in Problem- und Entscheidungssituationen"*[254] und *„[..] trägt dazu bei, belastende oder schwer zu bewältigende Situationen zu erleichtern, zu verändern und eine Lösung zu finden."*[255] Das Coaching kann im Einzelsetting, aber auch mit der Familie, in Gruppen oder generell mit den von diesem (Konflikt-)Thema Betroffenen/Beteiligten stattfinden.

Besteht der Wunsch auf spirituell/religiöse Weise mit einem/einer **Seelsorger/in** in Austausch zu gehen betreffend der aktuellen Herausforderungen und Konfliktthemen (sei es intra- oder interpersonal), so stehen Einrichtungen

---

[253] Wirtschaftskammer Österreich: Memorandum. Lebens- und Sozialberatung, Psychologengesetz 2013; Wien: 2013, S. 10
[254] Wirtschaftskammer Österreich: http://www.lebensberater.at/ psychosoziale-beratung (01.08.2015, 17:03)
[255] Wirtschaftskammer Österreich: http://www.lebensberater.at/ psychosoziale-beratung (01.08.2015, 17:03)

der katholischen und evangelischen oder anderer Kirchen für anonyme und kostenlose Gespräche zur Verfügung. Eine geistliche Begleitung und Unterstützung in Form von persönlichen Gesprächen mit einem Pfarrer, einem Diakon, einem/r Theologen/in oder einem/r Gemeindeseelsorger/in bieten in Konflikt- und Krisensituationen ebenfalls Raum die seelischen Nöte und Ängste sowie auch Glaubensfragen auszusprechen. Gemeinsame Gebete, tröstende Zitate z.b. aus der Bibel oder Rituale während der Beratung können einen Lichtblick für die Betroffenen in ihrer Lage bringen. **Freiwillige-Mitarbeiter/innen** der Sozialen Dienste (Rotes Kreuz, Caritas, …) sowie Mitarbeiter der bereits im Punkt 5.1.2 angeführten **MiA-Begleitung** und **Sozialer Hilfsdienst** stehen ebenfalls für persönliche Gespräche zur Verfügung um etwaige stress- und konfliktträchtige Situationen zu besprechen.

Gerade in einem akuten Fall geben **Selbsthilfegruppen** und **Vereine/Interessensgemeinschaften** (vgl. Punkt 5.1.5) den Betroffenen Stütze und Halt. Diese Vereinigungen steuern *„[..] der äußeren (sozialen, beruflichen) und inneren (persönlichen, emotionalen) Isolation entgegen"*[256]. Das miteinander Aktivwerden wirkt unter anderem *„[...] auch in ihr soziales und politisches Umfeld hinein (z.b. bezüglich verbesserter Betreuungs- und Behandlungsmöglichkeiten, barrierefreier Zugänge, Öffentlichkeitsarbeit etc.)"*[257]. Aktuelle Herausforderungen, Konflikte und Unstimmigkeiten können miteinander besprochen werden und die Hilfebedürftigen können von den Erfahrungswerten anderer Betroffener lernen um für sich selber zu einer Lösung zu kommen.

---

[256] Hausmann, C.: Psychologie und Kommunikation für Pflegeberufe, 3., überarb. und erweit. Auflage; Wien: 2014, S. 160

[257] Hausmann, C.: Psychologie und Kommunikation für Pflegeberufe, 3., überarb. und erweit. Auflage; Wien: 2014, S. 160

5.3. Im Nachgang

Oft bleiben intrapersonale Konflikte wie z.b. Pflicht-/Schuldgefühle (vgl. Punkt 4.1.4), Themen rund um den Bereich Abschied/Loslassen (vgl. Punkt 4.1.2), aber auch interpersonelle Konflikte wie z.b. Konflikte zwischen den Hinterbliebenen (vgl. Punkt 4.2) etc. auch nach einer häuslichen Pflegezeit bestehen und wirken weiter. Für all jene Konfliktfelder stehen unter anderem die bereits genannten Methoden Mediation (vgl. Punkt 5.2.1), Systemisches Coaching/Aufstellungsarbeit (vgl. Punkt 5.2.2) und die Dienstleistungsangebote der Lebens- und Sozialberatung (vgl. Punkt 5.2.3) zur Verfügung.

Ein weiteres spezielles Konfliktbearbeitungsangebot ist die **Sterbebegleitung/Trauerbegleitung/-bearbeitung.** Als präventive Maßnahme kann bereits während der Pflege eine Sterbebegleitung und/oder Trauerbegleitung in Anspruch genommen werden. Im Rahmen dieser Begleitung werden mit allen Betroffenen die Themen Loslassen, Abschied nehmen und Tod soweit wie möglich und auf einfühlsame Art und Weise bearbeitet. Ängste, Befürchtungen und Wünsche werden angesprochen, um den Sterbe- und Trauerprozess zu enttabuisieren und ihn, ähnlich wie eine Geburt, als einen ‚magischen' Moment im Leben zu erleben. Während dieser Phase können etwaige ‚Altlasten' z.B. Konflikte aus der Vergangenheit an-/ausgesprochen und bereinigt werden. *„Wenn das, was Beziehungen belastet, nicht ausgedrückt und aufgearbeitet wird, dann kann das einen Schaden anrichten, der über die eigene Beziehungsgeschichte hinaus weiterwirkt. [...] In Familienaufstellungen wird sichtbar, wie alte Verklammerungen mit längst Verstorbenen gegenwärtige Beziehungen und Familiensysteme belasten."*[258] (vgl. Punkt 4.2.6 und Punkt 4.2.9). Während der Pflegezeit, aber auch danach ist ein Abschied nehmen durch ‚Loslassen in guter Erinnerung' möglich. Dr. August Höglinger, Familien-

---

[258] Höglinger, A. (Hrsg.): Loslassen ohne zu vergessen. Zehn Schritte bei Abschied und Trennung; Linz: 2003, S. 43

therapeut und Coach, beschreibt diesen Prozess in zehn Schritten. Um Loslassen zu können ist es notwendig, alles was war und ist, egal ob positiv (erfreulich) oder negativ (schmerzlich), auszusprechen und anzunehmen, die Verantwortung für den eigenen Teil zu übernehmen und die Bereitschaft dem anderen aus vollem Herzen zu vergeben an den Tag zu legen. Dabei runden eine Haltung der Achtung und der Ehre im Sinne einer innerlichen Verneigung, sowie eine Form des Gedenkens um jemanden in guter Erinnerung zu bewahren diesen Trauer-/Loslassprozess ab.[259]

Nachstehend werden mögliche kurze einleitende Sätze für die zehn Schritte laut Höglinger angeführt:

- 1. Schritt „«Ich nehme dir übel …»
- 2. Schritt «Ich danke dir …»
- 3. Schritt «Ich vergebe dir …», «Ich vergebe dir alles, was du mir angetan hast, aus ganzem Herzen.»
- 4. Schritt «Es tut mir Leid …», «Es tut mir Leid, was ich dir angetan habe, aus ganzem Herzen.»
- 5. Schritt «Ich vergebe mir …», «Ich vergebe mir alles, was ich dir und mir angetan habe, aus ganzem Herzen.»
- 6. Schritt «Ich vermisse dich …»
- 7. Schritt «Ich liebe dich …»
- 8. Schritt «Ich ehre und ich achte dich …», «Ich ehre und ich achte dich. Und ich verneige mich vor dir.»
- 9. Schritt «Es geht gut weiter …»
- 10. Schritt «Ich bitte dich …», «Ich bitte dich um deinen Segen.»"[260]

---

[259] Vgl. Höglinger, A. (Hrsg.): Loslassen ohne zu vergessen. Zehn Schritte bei Abschied und Trennung; Linz: 2003, S. 38 ff.
[260] Höglinger, A. (Hrsg.): Loslassen ohne zu vergessen. Zehn Schritte bei Abschied und Trennung; Linz: 2003, S. 88

Insbesondere die letzten drei Punkte sind als Überprüfung zu sehen, ob die vorherigen Punkte in einer ehrlichen aufrichtigen Weise stimmig umgesetzt wurden, ohne dass noch Verletzungen, offene Wunden, oder Ver- bzw. Missachtung vorherrschen. Vor allem der Schritt ‚es geht gut weiter...' ist bei der Sterbebegleitung ausschlaggebend. *„Personen, die gehen, brauchen das Gefühl, dass die, die zurückgelassen werden, in guten Händen sind. Dann finden sie Ruhe und können gehen."*[261] Für die aus dem Leben Scheidenden oder bereits Verstorbenen ist dieser Schritt für deren Seelenfrieden von Bedeutung. Für die Hinterbliebenen ist es wichtig nach der Trauerphase das eigene Leben wieder in die Hand zu nehmen. Liebe, Freude und Leichtigkeit in den Alltag zu integrieren und wieder Raum zu geben.[262]

Die zu durchlebende Abschieds- und Trauerphase ist ein ganz individueller Prozess, der in Zeit nicht auszudrücken ist. Im Rahmen dieses Prozesses kann der Verlustschmerz über die *„[...] alte, nicht mehr mögliche Beziehung in eine neue, lebbare Beziehung des Herzens und des Gedenkens"*[263] verwandelt werden und somit tiefliegende Konflikte bereinigen. Gerade während der häuslichen Pflege leistet *„[...] der Prozess des Erzählens und des Austausches über biographische Erfahrungen, über Situationen und Bedürfnisse der Vergangenheit ebenso wie über Gegenwart und Zukunft"*[264] einen wesentlichen Beitrag zur Konfliktregelung. *„Diese Erfahrungen können so generationenbezogen miteinander verknüpft werden, um eine integrierende und*

---

[261] Höglinger, A. (Hrsg.): Loslassen ohne zu vergessen. Zehn Schritte bei Abschied und Trennung; Linz: 2003, S. 72

[262] Vgl. Höglinger, A. (Hrsg.): Loslassen ohne zu vergessen. Zehn Schritte bei Abschied und Trennung; Linz: 2003, S. 68 ff.

[263] Höglinger, A. (Hrsg.): Loslassen ohne zu vergessen. Zehn Schritte bei Abschied und Trennung; Linz: 2003, S. 89

[264] Gröning, K./Kunstmann, A./Rensing, E.: In guten wie in schlechten Tagen. Konfliktfelder in der häuslichen Pflege; Frankfurt am Main: 2004, S. 50

unterstützende Verständigung aufzubauen [...]"[265] und Missverständnisse und Konflikte auszuräumen. Seelsorger/innen, mobile Hospizmitarbeiter/innen, eine individuelle Beratung bei Lebens- und Sozialberater/innen, Psychologen/innen, Psychotherapeuten/innen etc. können diesbezüglich kontaktiert werden. Auch der Besuch eines Trauerseminars oder Selbsthilfegruppen für Trauernde können unterstützende Dienste leisten.

---

[265] Gröning, K./Kunstmann, A./Rensing, E.: In guten wie in schlechten Tagen. Konfliktfelder in der häuslichen Pflege; Frankfurt am Main: 2004, S. 50

6. EMPIRIE

Aufbauend auf den theoretischen Teil dieser Arbeit, der sich anhand von Fachliteratur, Studien und Umfragen zu den Themen Pflege, Kommunikation, Konflikt und Psychologie mit der Konfliktbearbeitung in der häuslichen Pflege auseinandersetzt, sollen im Folgenden empirischen Teil die Konfliktpotentiale und der Bedarf an externer Konfliktbearbeitung in der Praxis erhoben werden. Zur Datenerhebung wurden Fragebögen und Experteninterviews herangezogen.

Zunächst werden die angewandten Forschungsmethoden vorgestellt und die Methodenwahl begründet. Danach wird auf die Zielgruppe und die Durchführung der beiden Teiluntersuchungen eingegangen. Es folgt die Auswertung der Erhebung und eine Zusammenfassung der Ergebnisse.

6.1. Rechtfertigung der Forschungsmethode

Abgestimmt auf das Forschungsinteresse kommen in der empirischen Sozialforschung vier Methoden zum Einsatz: Beobachtung, Experiment, Inhaltsanalyse oder Befragung. Bei der **Beobachtungsmethode** werden die Sinneswahrnehmungen – sehen, hören, riechen – mit einbezogen. Dies ist auch der Grund für deren Einsatz bei *„Untersuchung (noch) unbekannter komplexer Kulturen und Lebenswelten [..], deren Sprache den Forschern häufig nicht geläufig ist. [...] Aber auch in Situationen, in denen entweder eine Befragung nicht möglich oder nur wenig Erfolg versprechend ist [...]"*[266]. In dem hier vorliegenden Fall sind die fehlende Forschungspraxis, eine zu geringe Fallzahl bei Anwendung dieser Methode und die nicht benötigte Erhebung von Sinnes-

---

[266] Atteslander, P.: Methoden der empirischen Sozialforschung, 13., neu bearb. und erweit. Auflage; Berlin: 2010, S. 79

wahrnehmungen Ausscheidungskriterien für dieses Verfahren. Die Methode **Experiment** wird in der Sozialforschung aufgrund ethischer, theoretischer und forschungspraktischer Bedenken eher selten verwendet. *„Menschen zu manipulieren oder in abgeschlossenen Räumen am Erfolg oder Misserfolg von gestellten Fragen oder Aufgaben zu messen, hat hohe ethische Hürden zu überwinden."*[267]Abgesehen von ethischen Gründen scheidet diese Methode hier ebenfalls aus, weil weder Manipulation, noch Reize oder Simulationen für die Untermauerung der Hypothese notwendig sind. Die Methode **Inhaltsanalyse** findet Anwendung bei *„[...] der Datenerhebung zur Aufdeckung sozialer Sachverhalte, bei der durch die Analyse eines vorgegebenen Inhalts (z.B. Text, Bild, Film) Aussagen über den Zusammenhang seiner Entstehung, über die Absicht seines Senders, über die Wirkung auf den Empfänger und/oder auf die soziale Situation gemacht werden."*[268] Die Methode *„**Befragung** bedeutet Kommunikation zwischen zwei oder mehreren Personen. [...] Antworten beziehen sich auf erlebte und erinnerte soziale Ereignisse, stellen Meinungen und Bewertungen dar."*[269] Das gewählte Forschungsdesign ist demnach die Befragung: Nach den von Peter Atteslander beschriebenen ‚Merkmale der empirischen Forschung' handelt es sich um eine Meinungsforschung/Bedarfsforschung bei der die Gewinnung strategischer Erkenntnisse (Bedarfserhebung, Angebotsannahme – Konfliktbearbeitung) für einen spezifischen Bereich der häuslichen Pflege unter der Anwendung der Befragungs- und Inhaltsanalysemethoden unter kombiniertem Einsatz von Fragebogen und

---

[267] Atteslander, P.: Methoden der empirischen Sozialforschung, 13., neu bearb. und erweit. Auflage; Berlin: 2010, S. 177
[268] Atteslander, P.: Methoden der empirischen Sozialforschung, 13., neu bearb. und erweit. Auflage; Berlin: 2010, S. 203
[269] Atteslander, P.: Methoden der empirischen Sozialforschung, 13., neu bearb. und erweit. Auflage; Berlin: 2010, S. 109

Experteninterview bei punktueller Erhebung (im Zeitraum von März bis Juli) im Vordergrund steht.[270]

Die zweiteilige Erhebung in Form von Fragebögen und Experteninterviews erfolgte, um mittels Fragebogen die Einschätzung des Bedarfs an Unterstützung bei Konfliktbearbeitung und die Annahme des betreffenden, derzeitigen Angebots zu erfragen. Die zweite Erhebungsform Interview wurde gewählt um eine Einschätzung aus Expertensicht zu erheben. Für die schriftliche Befragung in Form von einem standardisierten Fragebogen wurden geschlossene Antwortkategorien gewählt um vergleichbare, quantifizierbare Aussagen und Ergebnisse zu erhalten. Weitere Vorteile sind, dass mit einem Fragebogen eine möglichst große bzw. vergleichsweise große Stichprobe erreicht wird, der Aufwand für die Proband/innen gering gehalten und die Anonymität gewährleistet wird, was wiederum zu einer ehrlicheren Einschätzung führen kann.[271]

Das Experteninterview wurde ebenfalls in schriftlicher Form als nicht standardisierter Interviewleitfaden wenig strukturiert, jedoch mit offenen Fragen und ohne Vorgabe von Antwortkategorien vorgenommen um Vorwegantworten auszuschließen. Außerdem dient die Form des Experteninterviews dazu die Antworten flexibel zu gestalten und auch qualitative Aussagen zu erhalten.[272] Für die Auswertung der Experteninterviews wurde die Inhaltsanalyse nach Mayring verwendet um *„[...] das Material so zu reduzieren, daß die wesentlichen Inhalte erhalten bleiben, durch Abstraktion einen überschaubaren Korpus zu schaffen, der immer noch Abbild des Grundmaterials ist"*[273]. Abschlie-

---

[270] Vgl. Atteslander, P.: Methoden der empirischen Sozialforschung, 13., neu bearb. und erweit. Auflage; Berlin: 2010, S. 57 ff.

[271] Vgl. Atteslander, P.: Methoden der empirischen Sozialforschung, 13., neu bearb. und erweit. Auflage; Berlin: 2010, S. 143 ff.

[272] Vgl. Atteslander, P.: Methoden der empirischen Sozialforschung, 13., neu bearb. und erweit. Auflage; Berlin: 2010, S. 139 ff.

[273] Mayring, P.: Einführung in die qualitative Sozialforschung. Eine Anleitung zu qualitativem Denken; München: 1990, S. 54 zitiert bei Atteslander, P.:

ßend werden die Ergebnisse beider Erhebungsformen, des Fragebogens und des Experteninterviews in einem Fazit verglichen.

6.2. Fragebogen

Nachstehend wird auf die Zielgruppe, die Durchführung der Befragung sowie deren Auswertung eingegangen.

6.2.1. Zielgruppe und Beschreibung der Stichprobe

Das Hauptkriterium für die Festlegung der Zielgruppe der Fragebogenbefragung war, dass es sich um Personenkreise handelt, die direkt vor Ort in der häuslichen Pflege beschäftigt sind, näheren Kontakt mit den Pflegebedürftigen und pflegenden Angehörigen im Alltag haben und somit für die befragte Personengruppe mögliche Spannungs- und Konfliktfelder gut spürbar sind. Die Proband/innen stammen aus dem Dienstleistungsbereich der häuslichen Pflege und Betreuung und wurden über die mobilen Sozialen Dienste im Großraum Salzburg erreicht. Die Zielgruppe wurde daher auf Mitarbeiter/innen der folgenden mobilen Pflege- und Betreuungsdienste eingeschränkt: Ambulante Dienste Salzburg gemeinnützige GmbH, AIS pwb GmbH (24-Stundenbetreuung), Caritas Salzburg, Hauskrankenpflege Salzburg Stadt, Hilfswerk Salzburg, Rotes Kreuz Salzburg, Verein aktiv, Verein Pflegende Hände (24-Stundenbetreuung), vgl. Abbildung 5. Insgesamt wurden 377 Fragebögen verteilt, davon 246 retourniert.

Methoden der empirischen Sozialforschung, 13., neu bearb. und erweit. Auflage; Berlin: 2010, S. 212 f.

Abbildung 5: Arbeitgeber/Mobile Soziale Dienste

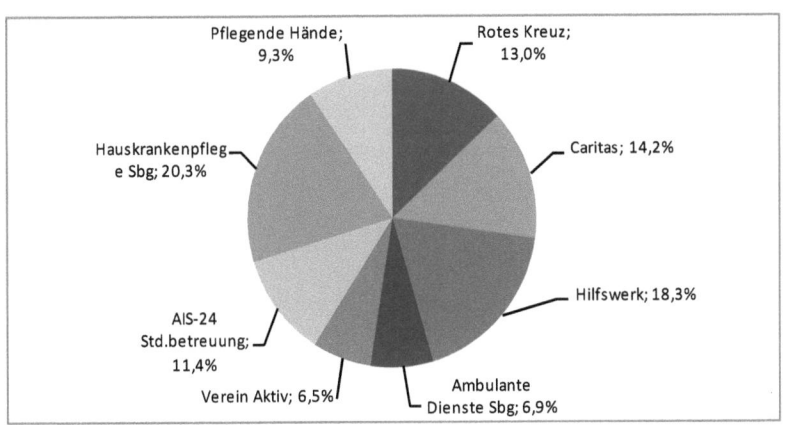

Mehr als die Hälfte der Befragten stammt aus Österreich (51,6%). Mit 61 Personen machen Pflegedienstleistende aus der Slowakei die zweitgrößte Gruppe der Stichprobe aus (24,8%). Rumänien belegt mit 12 Angaben (4,9%) den dritten Platz. Vier der Befragten kommen aus Ungarn (HU) und je zwei aus Deutschland (DE), Kroatien (HR) und Großbritannien (GB). Je ein/e Teilnehmer/in gab an, aus Slowenien (SI), Serbien (RS) oder den Niederlanden (NL) zu stammen. 33 Personen (13,4%) machten keine Angabe zu ihrem Herkunftsland, vgl. Abbildung 6. Die Verteilung der Nationalitäten im Bereich Personenbetreuung werden laut SVA bei der Veranstaltung vom Hilfswerk ‚Enquete zum Thema 24-Stunden-Betreuung zwischen Mythos und Realität' vom 25.10.2013 wie folgt angegeben und sind mit obigen Zahlen vergleichbar: Am stärksten vertreten ist die Slowakei, gefolgt von Rumänien und Ungarn.[274]

---

[274] Vgl. Hilfswerk: 24-Stunden-Betreuung zwischen Mythos und Realität. Befunde. Praxis. Zukunftsperspektiven; Wien: 2013, S. 19, http://www.hilfswerk.at/cms/download/1c5i1/HW-Enquete_25okt2013_pr%C3%A4sentation.pdf (13.08.2015, 12:10)

Abbildung 6: Nationalität

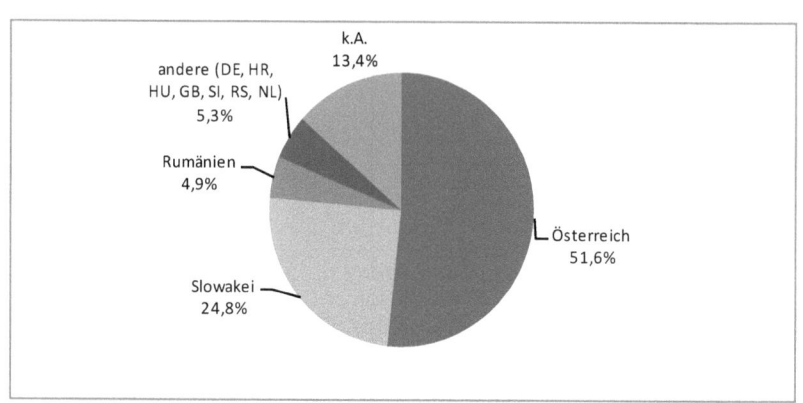

Die Geschlechterverteilung spiegelt mit 224 weiblichen Probandinnen gegenüber 21 männlichen Probanden und einer Nichtnennung den typisch hohen
(hier zehnfachen) weiblichen Anteil im Dienstbereich der sozialen Berufe wieder, vgl. Abbildung 7. Im Vergleich dazu wird von der Statistik Austria in der
Statistik „Betreuungs- und Pflegepersonen (Vollzeitäquivalente) nach Geschlecht Ende 2013" der sehr hohe weibliche Anteil für Salzburg mit 583,3
(93,6%) und nur 40,2 (6,4%) männlich im mobilen Betreuungs- und Pflegedienst bestätigt.[275] Dieser Trend wird auch für den Bereich der Personenbe-
treuer durch die Veranstaltung vom Hilfswerk Enquete zum Thema 24-

---

[275] Vgl. Statistik Austria : Betreuungs- und Pflegepersonen (Vollzeitäquivalente) nach Geschlecht Ende 2013;
http://www.statistik.at/web_de/statistiken/ men-
schen_und_gesellschaft/soziales/sozialleistungen_auf_landesebene/betre
uungs_und_pflegedienste/080309.html (12.08.2015, 23:03)

Stunden-Betreuung zwischen Mythos und Realität vom 25.10.2013 bestätigt (94% weiblich, 6% männlich)[276].

Abbildung 7: Geschlecht

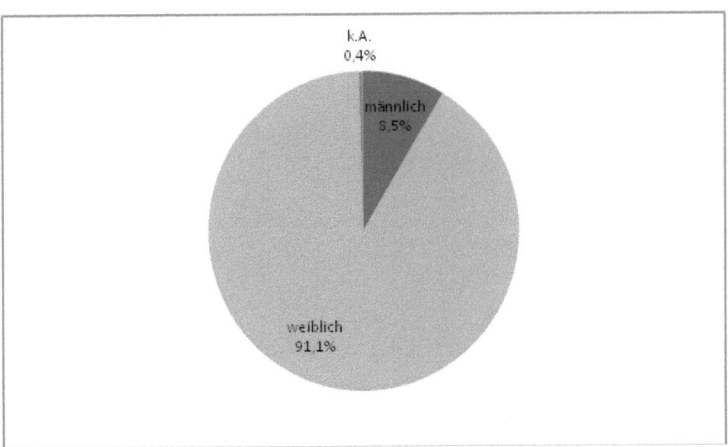

Die Berufsgruppen der teilnehmenden Mitarbeiter/innen der Sozialen Dienste kommen hauptsächlich aus dem Bereich ‚Personenbetreuer/in (24-Stunden-Betreuung)' (89) und ‚mobile DGKS – Diplomierte Gesundheits- und Kranken-pfleger/in' (80), gefolgt von ‚mobile FSBA – Fach- und Diplom-Sozialbetreuer/in f. Altenarbeit' (39) sowie ‚mobile Heimhelfer/in' (26) und ‚mobile Haushaltshilfe' (11). Zusätzlich war noch eine Nichtnennung mit dem Hinweis unter ‚Sonstige' ‚Familienangehörige von Pflegebedürftige' angege-ben, vgl. Abbildung 8.

---

[276] Vgl. Hilfswerk: 24-Stunden-Betreuung zwischen Mythos und Realität. Befunde. Praxis. Zukunftsperspektiven; Wien: 2013, S. 56, http://www.hilfswerk.at/cms/download/1c5i1/HW-Enquete_25okt2013_pr%C3%A4sentation.pdf (13.08.2015, 12:10)

Abbildung 8: Berufsgruppe

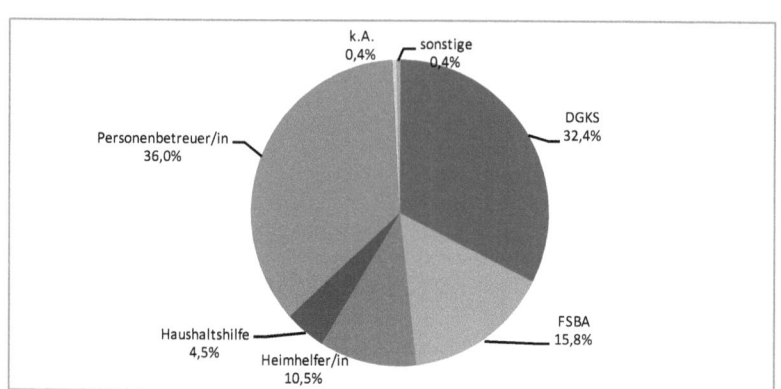

Bei Betrachtung der Teilnehmerverteilung nach Geburtsjahr fällt auf, dass eine größere Gruppe, die Proband/innen von 1955 bis 1970 (129 von 221, d.h. 58%), in den nächsten Jahren in Pension gehen wird. Laut Verteilung werden die Nachkommenden die so entstehende Lücke (der allgemein bekannte Fachkräftemangel) nur schwer schließen können, vgl. Abbildung 9. Ein ähnliches Bild in der Altersverteilung (57,4% im Alter zwischen 45 und 64 Jahren) im Bereich der Personenbetreuung zeigt sich laut WKO bei der Veranstaltung vom Hilfswerk ‚Enquete zum Thema 24-Stunden-Betreuung zwischen Mythos und Realität' vom 25.10.2013.[277]

---

[277] Vgl. Hilfswerk: 24-Stunden-Betreuung zwischen Mythos und Realität. Befunde. Praxis. Zukunftsperspektiven; Wien: 2013, S. 29, http://www.hilfswerk.at/cms/download/1c5i1/HW-Enquete_25okt2013_pr%C3%A4sentation.pdf (13.08.2015, 12:10)

Abbildung 9: Geburtsjahr

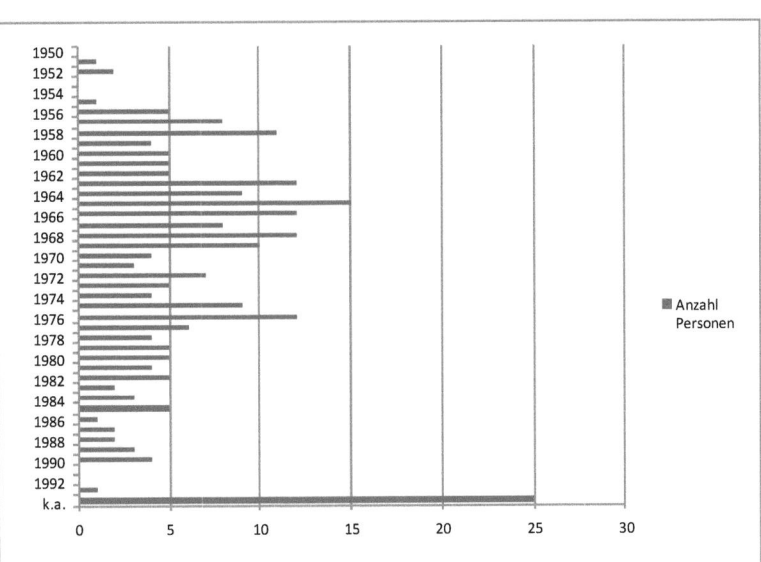

Die Hälfte der Proband/innen weist eine geringe Anzahl von Berufserfahrungs-jahren auf (50% unter 9 Jahre), vgl. Abbildung 10.

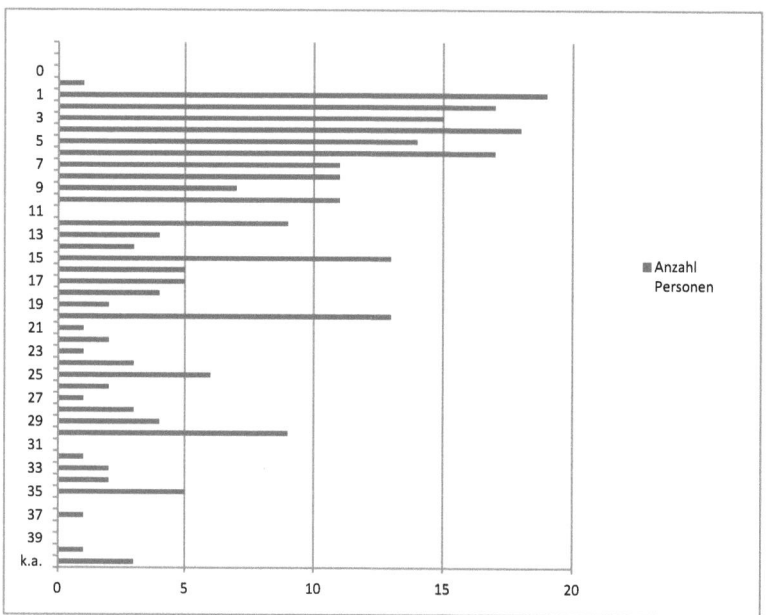

Abbildung 10: Berufserfahrungsjahre

6.2.2. Durchführung der Befragung

Die Durchführung der Befragung der Mitarbeiter/innen der mobilen Pflege- und Betreuungsdienste wurde wie folgt organisiert: Der Erstkontakt mit den mobilen Sozialen Diensten wurde telefonisch vorgenommen, um mit der zuständigen Leitung des Bereichs mobile Pflege/Personenbetreuung einen Gesprächstermin zu vereinbaren bzw. das Diplomarbeitsthema vorzustellen und Teilnehmer/innen für die Befragung zu akquirieren. Im Zeitraum März bis Mai wurden die Fragebögen in der jeweiligen Zentrale der mobilen Sozialen Dienste persönlich abgegeben oder mittels Brief übermittelt. Nach der vereinbarten Rücklaufzeit (Mai bis Juli) wurden die von den Mitarbeiter/innen an die Zentrale retournierten Bögen abgeholt bzw. auf dem Postweg retourniert. Von den insgesamt 377 verteilten Fragebögen wurden 246 retourniert, dies entspricht einer Rücklaufquote von ca. 65%.

6.2.3. Auswertung

Die anonyme Befragung der Mitarbeiter/innen von mobilen Pflege- und Betreuungsdiensten fand statt um deren Sichtweise in Hinblick auf den Umgang der Angehörigen mit Herausforderungen, Überforderung, Spannungs- und Konfliktfelder sowie der Nutzung des Konfliktbearbeitungsangebots im Bereich der häuslichen Pflege zu eruieren. Der Originalfragebogen ist im Anhang ersichtlich. Drei Pretests wurden vor Verteilung durchgeführt um die Verständlichkeit des Fragebogens und den zum Ausfüllen beanspruchten Zeitrahmen zu eruieren.

Die Auswertung des Fragebogens wurde mittels SPSS erstellt, die Ergebnisse der einzelnen Items werden im Folgenden analog zu den Fragen des Fragebogens dargestellt.

6.2.3.1. Frage 1:

Wie schätzen Sie den Bedarf an Unterstützung bei der Konfliktbearbeitung in der häuslichen Pflege generell ein?

Abbildung 11: Unterstützungsbedarf

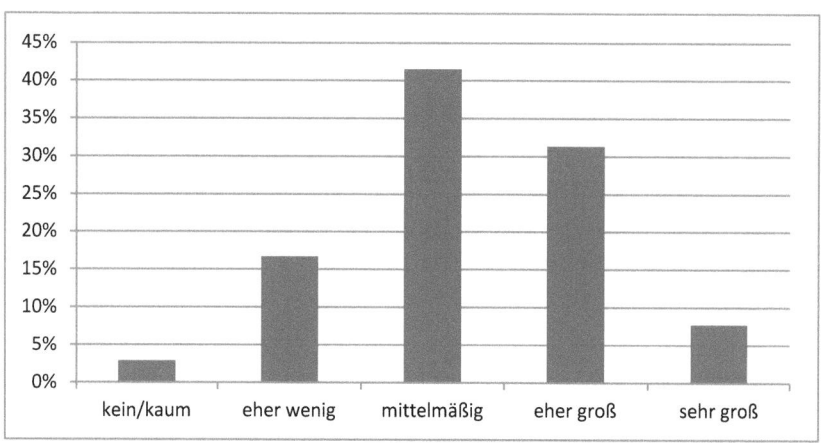

Knapp über 80% der Befragten sehen zumindest einen mittelmäßigen Unterstützungsbedarf. Interessant dabei ist, dass darüber hinaus 39% einen eher großen und sogar 7,7% einen sehr großen Bedarf sehen. Nur 19,5% sehen kaum oder eher wenig Unterstützungsbedarf.

6.2.3.2. Frage 2:

Was würden Sie sagen: wie oft hat Ihrer Meinung nach bei den von Ihnen betreuten Haushalten in den letzten 12 Monaten die Lebens- und/oder Pflegequalität aufgrund von ungelösten/schwelenden Konflikten bzw. Spannungen gelitten?

Abbildung 12: Beeinträchtigung der Lebensqualität

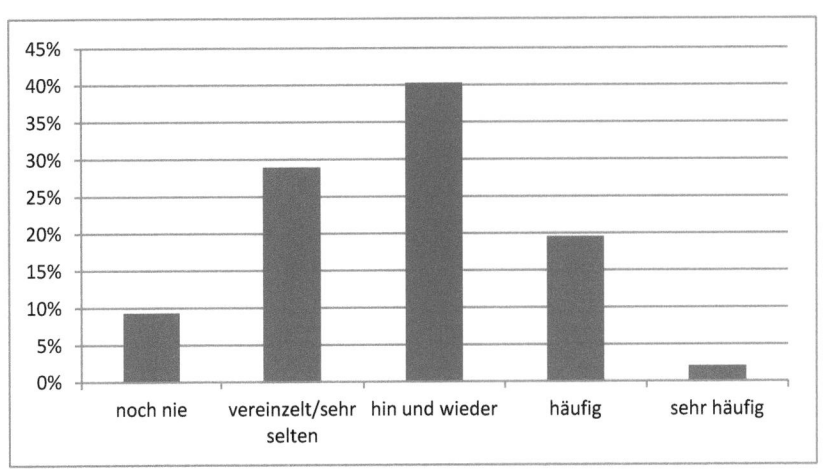

Nur 9,3% der Teilnehmer/innen haben noch nie eine Beeinträchtigung fest-
stellen können. 28,9% haben zumindest vereinzelt eine Beeinträchtigung
wahrgenommen. Mehr als ein Fünftel haben eine häufige oder sehr häufige
Beeinträchtigung der Lebens- und/oder Pflegequalität festgestellt.

6.2.3.3. Frage 3:

**Was würden Sie sagen: wie häufig hat es Ihrer Meinung nach bei den
von Ihnen betreuten Haushalten in den letzten 12 Monaten Bedarf an
einer beratenden/unterstützenden Hilfestellung von außen gegeben?
(z.B. wegen Überforderung, großen Herausforderungen, Spannungsfeldern und Konflikten zw. Angehörigen und Pflegebediensteten,
Spannungen im Umfeld mit ÄrztInn/en, Behörden, Familie, Nachbarn
etc.)**

Abbildung 13: Unterstützungsbedarf in den letzten 12 Monaten

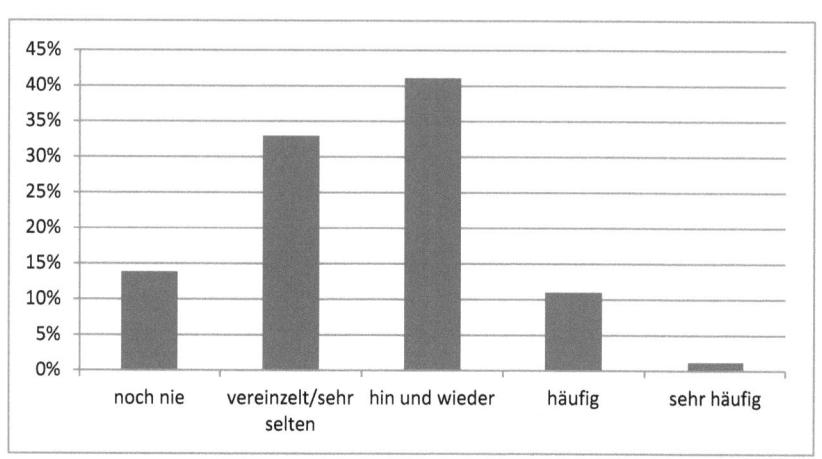

Obwohl der Betrachtungszeitraum auf ein Jahr eingeschränkt wurde, geben 86,2% der Befragten an, dass es zumindest vereinzelt einen Bedarf gegeben hat. Anzumerken ist, dass sich bei schleichendem Krankheitsverlauf (z.B. Alzheimer, Parkinson ...) die Pflegezeit verlängert und somit auch mögliche Anlässe für Konflikte häufiger gegeben sind.

6.2.3.4.   Frage 4:

Was würden Sie sagen: <u>wie oft</u> haben Sie bei diesen Fällen mitbe-kommen, dass Angehörige und Pflegebedienstete Hilfe von außen in Anspruch genommen haben? (z.B. Mediatoren, Seelsorger, Selbsthil-fegruppen, Lebens- und Sozialberatung, Coaching, etc.)

Abbildung 14: Hilfe in Anspruch genommen

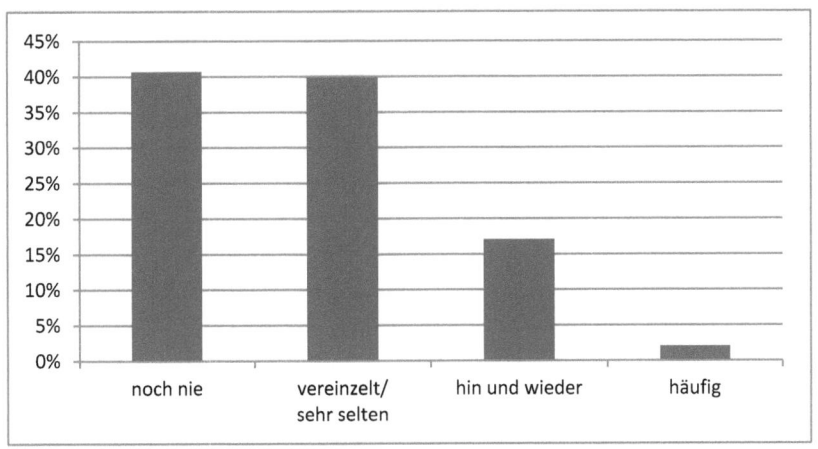

Von 40,8% der Proband/innen wurde angegeben, dass ‚noch nie', von weiteren 40,0% dass nur ‚vereinzelt' Hilfe in Anspruch genommen wurde. In unter einem Fünftel der Fälle wurde hin und wieder (17,1%) bzw. häufig (2,0%) externe Unterstützung beansprucht. Wird dieses Frageergebnis mit den vorherigen Fragen verglichen, zeigt sich, dass Unterstützungsbedarf vorhanden ist, dass jedoch die Konfliktbearbeitungsangebote kaum bis gar nicht in Anspruch genommen werden.

6.2.3.5. Frage 5:

Wie gut wird der Bedarf an Hilfestellung zur Konfliktbearbeitung in der häuslichen Pflege Ihrer Meinung nach durch bestehende Angebote gedeckt? (z.B. Mediation, Seelsorge, Selbsthilfegruppen, Lebens- und Sozialberatung, Coaching, etc.)

Abbildung 15: Abdeckung des Bedarfs

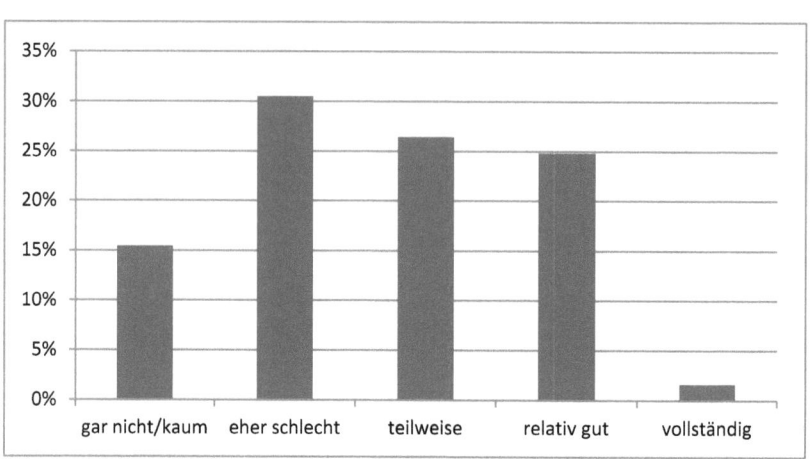

Bei der Beurteilung der Abdeckung des Bedarfs wurde nur in 1,6% der Rückmeldungen ‚vollständig' genannt und weitere 25,1% mit ‚relativ gut'. Mit nur ‚teilweise' (26,7%), ‚eher schlecht' (30,9%) oder ‚gar nicht' (15,6%) wurde mit in Summe 73,2% angegeben. Diesen fast drei Viertel von Fällen mit nicht ausreichender Abdeckung stehen nur knapp ein Viertel mit zumindest relativ guter Abdeckung gegenüber.

Diese Schieflage verstärkt sich noch weiter, wenn berücksichtigt wird, dass hier nur Fälle mit in Anspruch genommener Hilfe beurteilt werden, welche laut Ergebnis der Frage 4 eine Minorität darstellen.

6.2.3.6.   Frage 6:

In welchen Spannungs- bzw. Konfliktfeldern erleben Sie in Ihrem Berufsalltag Bedarf an Unterstützung von außen? (Mehrfachantworten möglich)

Abbildung 16: Spannungs- und Konfliktfelder

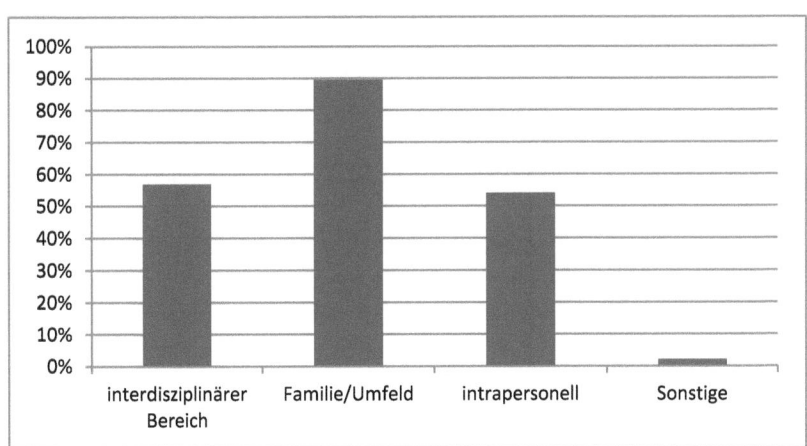

Bei dieser Frage waren Mehrfachantworten möglich. Die Beantwortung der Frage gliedert sich in drei Konfliktfelder: erstens die interdisziplinäre Zusammenarbeit, zweitens das Feld innerhalb der Familie/des sozialen Umfeldes und drittens das Konfliktfeld intrapersonaler Bereich, ergänzt um eine freie Antwortmöglichkeit, vgl. Abbildung 16. Das mit Abstand am häufigsten genannte Konfliktfeld liegt mit 89,4% innerhalb von Familie/sozialem Umfeld, gefolgt von der interdisziplinären Zusammenarbeit mit 56,9% und mit dem intrapersonalen Bereich mit 54,1%. Das Spannungs- und Konfliktfeld ‚innerhalb der Familie/des sozialen Umfelds‘ wurde weiter unterteilt.

135

Bei der Antwortmöglichkeit ‚innerhalb der Familie/soziales Umfeld' wurden weitere, spezifischere Auswahlmöglichkeiten geboten. Die Prozentsätze der nachstehend genannten Antwortmöglichkeiten sind nicht auf das Konfliktfeld ‚innerhalb der Familie/soziales Umfeld', sondern auf die Gesamtzahl der retournierten Fragebögen bezogen, vgl. Abbildung 17. Bei diesen Antwortmöglichkeiten sind ebenfalls Mehrfachnennungen möglich. Die Spannungsfelder ‚Pflegebedürftige/Angehörige' und ‚Angehörigen untereinander' dominieren mit 81,3% und 69,1% im Vergleich zu den Rückmeldungen ‚Angehörige und/oder Pflegebedürftige mit Bekannten, Freunden' (12,2%), ‚Angehörige und/oder Pflegebedürftige mit Nachbarn' (10,6%) und ‚Pflegebedürftige untereinander' (5,7%).

Abbildung 17: Spannungs- und Konfliktfelder Familie/Soziales Umfeld

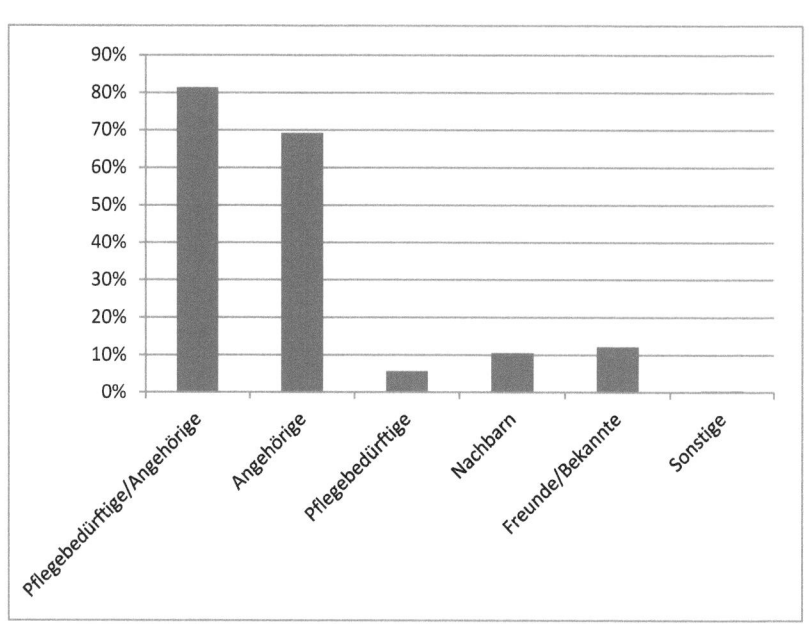

Wird der Punkt ‚innerhalb der Familie/soziales Umfeld' isoliert betrachtet, ist bemerkenswert, dass die Antwortmöglichkeiten ‚Pflegebedürftige/Angehörige' mit neun von zehn Fällen und ‚Angehörige untereinander' mit knapp acht von zehn Fällen signifikant häufiger genannt wurden als die restlichen Antwortmöglichkeiten.

6.2.3.7. Frage 7:

Mit dieser Frage wurde jedes in den Zeilen angeführte Angebot zur Konfliktbearbeitung (Abbildung 18) abgefragt, wobei folgende Ausprägungen in den Spalten zur Verfügung stehen: ‚ist mir bekannt' (mögliche Antwortmöglichkeit: ja/nein), ‚steht in meinem beruflichen Umfeld zur Verfügung' (ja/nein/weiß nicht), ‚habe ich selbst schon Angehörigen empfohlen' (ja/nein), ‚wurde von Angehörigen in meinem Umfeld genutzt' (ja/nein/weiß nicht).

Abbildung 18: Angebote zur Konfliktbearbeitung

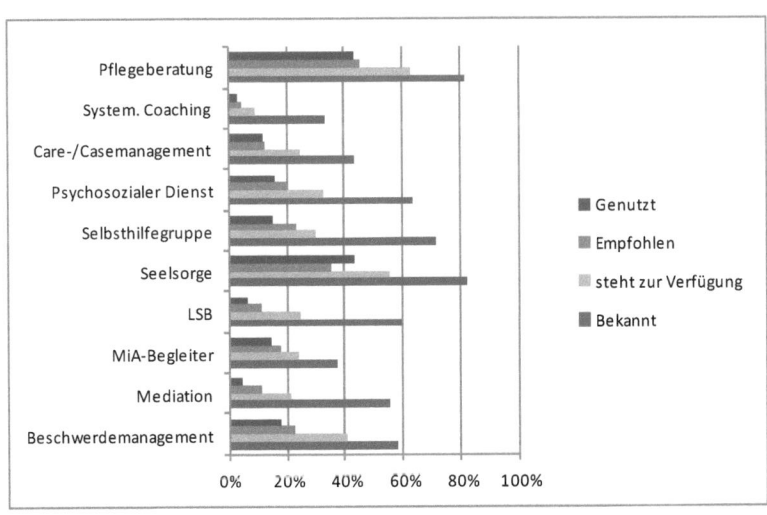

137

Ausprägung ‚Ist mir bekannt':

In der Abbildung 19 wird ersichtlich, dass die Angebote von ‚Seelsorge/Pfarrer' (84,2%) gefolgt von der ‚Fachlichen Pflegeberatung' (83,3%) und der ‚Selbsthilfegruppe' (73,3%) am bekanntesten sind. Das Schlusslicht in der Bekanntheitsskala bilden Care-/Casemanagement (45,3%), MiA-Begleiter/Sozialer Hilfsdienst (39,5%) und ‚Systemisches Coaching/Aufstellungsarbeit' (35,2%).

Abbildung 19: Konfliktbearbeitungsangebot 'Ist mir bekannt '

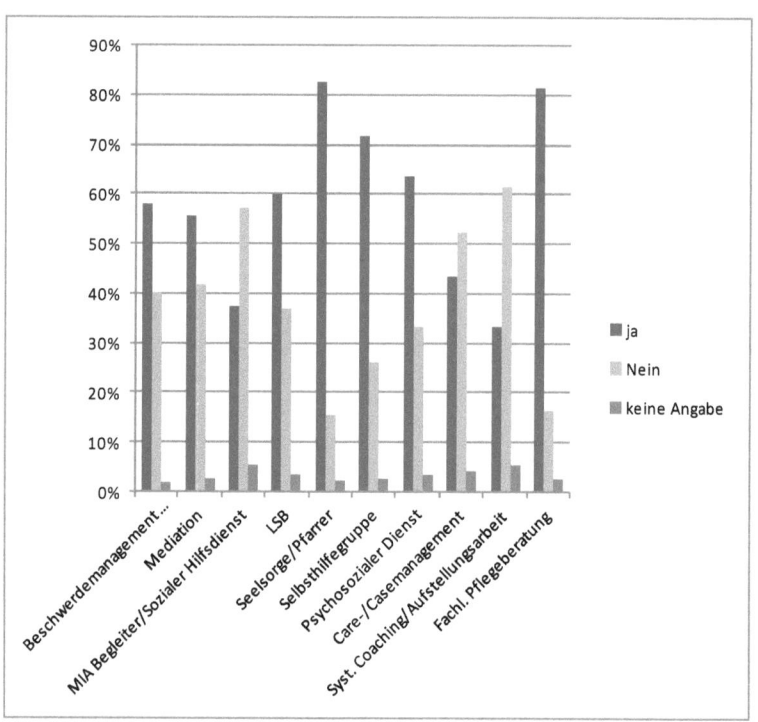

Ausprägung: ‚Steht in meinem beruflichen Umfeld zur Verfügung':

Bemerkenswert bei der Abbildung 20 ist, dass die ‚Fachliche Pflegeberatung' (76,2%) und nachfolgend ‚Seelsorger/Pfarrer' (67,8%) sowie das ‚Beschwerdemanagement des Pflege-/Betreuungsanbieters' (51,3%) als am häufigsten im beruflichen Umfeld zur Verfügung stehend genannt wurden. Weit abgeschlagen mit 11,9% wurde das ‚Systemisches Coaching/Aufstellungsarbeit' angegeben.

Mit Ausnahme der ‚Seelsorge/Pfarrer' und der ‚Fachlichen Pflegeberatung' wird ein durchwegs erstaunlich geringes Wissen über die zur Verfügung stehenden Konfliktbearbeitungsangebote mit 47,5% ersichtlich. Werden naheliegend fehlende Angaben auch als ‚weiß nicht' interpretiert, dann verringert sich die Zahl mit 59,6% noch auf fast zwei Drittel aller Befragungsteilnehmer/innen.

**Abbildung 20: Konfliktbearbeitungsangebot steht in meinem berufli-
chen Umfeld zur Verfügung**

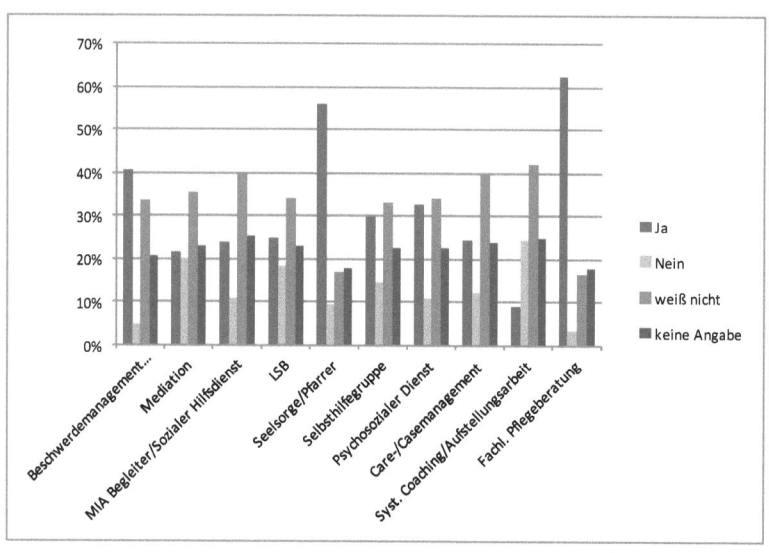

Ausprägung ‚habe ich selbst schon Angehörigen empfohlen':

Es zeigt sich bei der Empfehlung ein ähnliches Bild wie bei der Verfügbarkeit
im beruflichen Umfeld: Die ‚Fachliche Pflegeberatung' (60,7%) und ‚Seelsor-
ge/Pfarrer' (47,5%) sind führend und ‚Mediation' (17,0%), LSB (16,7%) und
‚Systemisches Coaching/Aufstellungsarbeit' (7,5%) bilden das Schlusslicht.

Abbildung 21: Konfliktbearbeitungsangebot 'habe ich selbst schon Angehörigen empfohlen'

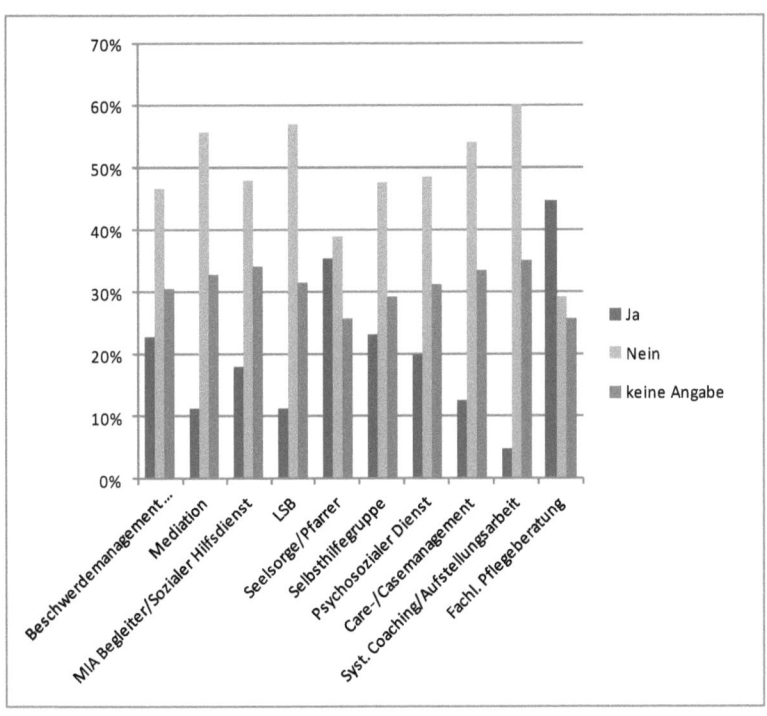

Werden nur die erfolgten Empfehlungen ('Ja') bezogen auf die Gesamtzahl der Teilnehmer/innen betrachtet, so fällt der Prozentsatz der Empfehlungen nochmals deutlich ab. ‚Fachliche Pflegeberatung' von 60,7% auf 45,1%, ‚Seelsorge/Pfarrer' von 47,5% auf 35,4%, ‚Mediation' von 17,0% auf 11,4%, LSB von 16,7% auf 11,4% und ‚Systemisches Coaching/Aufstellungsarbeit' von 7,5% auf 4,9%.

Ausprägung ‚wurde von Angehörigen in meinem Umfeld genutzt':

Abbildung 22: Konfliktbearbeitungsangebot 'wurde von Angehörigen in meinem Umfeld genutzt'

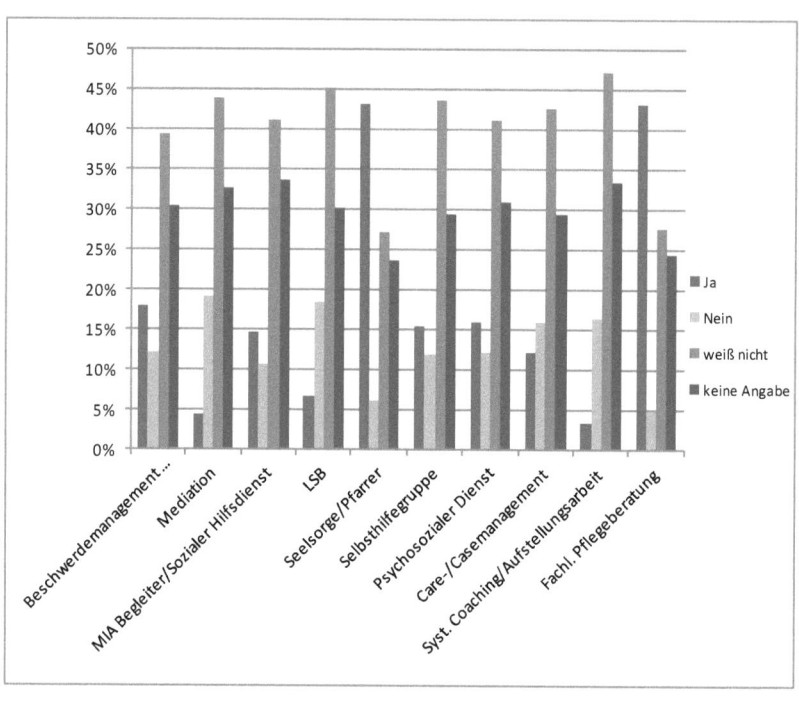

Bei den Rückmeldungen betreffend Nutzung der Konfliktbearbeitungsmetho-den ist der Blick auf die Nein-Antworten interessant, vgl. Abbildung 22. ‚Nein' bedeutet, dass diese Methode nie zum Einsatz gekommen ist, wohingegen ein ‚Ja' für mindestens einen Einsatz, aber möglicherweise auch für mehrere Ein-sätze steht. Selbst die ‚Fachliche Pflegeberatung' und ‚Seelsorge/Pfarrer' sind, trotzdem sie bei der Empfehlung (vgl. Abbildung 21) Spitzenreiter sind, von 12 bzw. 15 Befragten als nicht zur Anwendung gekommen angegeben worden. Die anderen Methoden wurden deutlich häufiger nicht genutzt und liegen in einer Bandbreite von 26 bis 47 Nennungen.

Die hohe Quote der ‚weiß nicht' Rückmeldungen kann sich eventuell durch die fehlende Rückmeldung der Konfliktparteien an den Befragten erklären.

Betrachtet man mit den Ja-Antworten die Verteilung der rückgemeldeten Nutzung von Konfliktbearbeitungsmethoden (Abbildung 23), so wird die überwiegende Nutzung der Angebote von ‚Seelsorge/Pfarrer' und ‚Fachliche Pflegeberatung' mit je über 40% aller Rückmeldungen deutlich. Hervorzuheben ist, dass die in den vorherigen Fragen weniger präsenten Methoden dennoch genutzt wurden: LSB 16 Rückmeldungen (6,5%), Mediation 11 Rückmeldungen (4,5%) und Systemisches Coaching/Aufstellungsarbeit 8 Rückmeldungen (3,3%). Diese genannten Zahlen implizieren nicht automatisch die tatsächliche Verteilung der Methodeneinsätze, da nur rückgemeldet wurde, ob und nicht wie häufig eine Methode genutzt wurde und Mehrfacheinsätze nur ein Mal gezählt werden.

Abbildung 23: genutzte Konfliktbearbeitungsmethoden

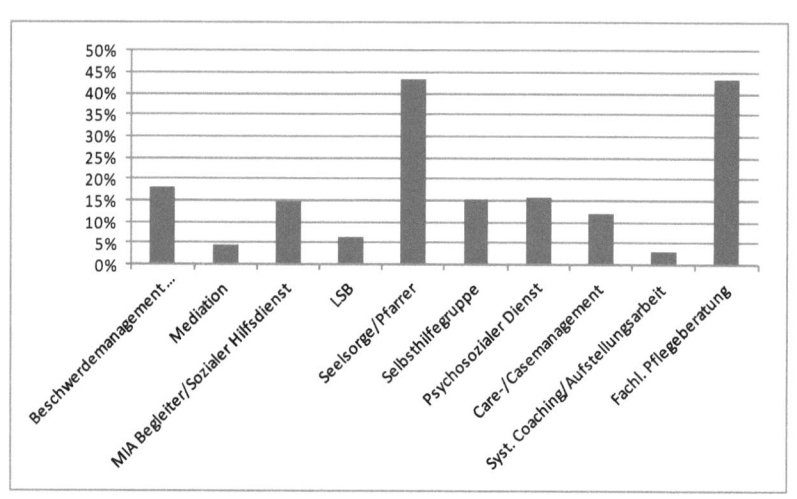

Bei der Möglichkeit einer freien Texteingabe unter ‚**Sonstige**' wurden 13 Angaben (z.b. Entlassungsmanagement, Team der Hospiz+Palliativ, Kinesiologie,...) gemacht, wobei die Angabe Supervision mit einer Vierfachnennung aus der Menge der Einfachnennungen heraussticht.

6.2.3.8. Frage 8:

Unter welchen Umständen könnten Sie sich vorstellen, dass externe Hilfe von pflegenden Angehörigen zur Konfliktbearbeitung in Anspruch genommen wird? (Mehrfachantworten möglich)

Bei der Beantwortung dieser Frage waren mehrere Antworten mit Mehrfachnennungen möglich, nämlich in den Gruppen ‚Empfehlung/Vermittlung durch', ‚kostenlose (Erst-) Beratung bei' und ‚Angebot von Hausbesuchen durch', vgl. Abbildung 24.

Abbildung 24: Umstände für Inanspruchnahme externer Hilfe

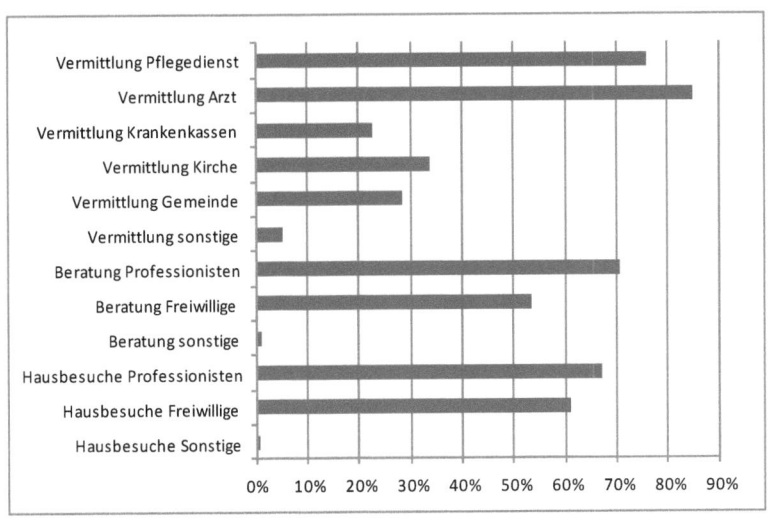

Bei ‚**Empfehlung/Vermittlung durch**‘ wurde mit absteigender Häufigkeit ‚Krankenhaus/Arzt‘ mit 209 von 246 (85%), vor ‚Pflegedienst‘ 187 (76,0%), ‚Kirche‘ 83 (33,7%), ‚Gemeinde‘ 70 (28,5%), ‚Krankenkassen und Sozialversicherungsanstalt‘ 56 (22,8%) und ‚Sonstige‘ mit 13 (5,3%) genannt. Unter ‚**Sonstige**‘ wurden folgende Angaben genannt: ‚Bekannte‘; ‚Bekannte, Freunde‘; ‚Freunde‘; ‚Hospizmitarbeiter‘; ‚MIA‘; ‚MIA-BegleiterInnen‘; ‚Rat auf Draht‘; ‚Sozial Med. Dienst‘; ‚Sozialamt‘; ‚Übergangspflege‘; ‚Übergangspflege, Folder, Infoblätter‘; ‚Vertrauensperson‘; ‚Werbung, TV, Radio, Pflegeberatung, Zeitungen, I-Net, Magistrat, Soziale Dienste‘, wobei alle angeführten Texte jeweils einmalig von Befragten genannt wurden.

Bei ‚**kostenlose (Erst-)Beratung bei**‘ wurde ‚Professionisten (Lebens-/Sozialberater/innen, Mediator/innen, Coaches, psychosoziale Berater/innen, ...)‘ mit 147 (70,7%), ‚freiwillige Mitarbeiter sozialer Dienste, Seelsorge, Kir-

che ...' 132 (53,7%) und ‚Sonstige' mit 3 (1,2%) genannt. Unter ‚**Sonstige**'
wurden folgende Angaben (alle einmalig vorkommend) gemacht: ‚Hauskrankenpflege'; ‚MIA-Begleiter/innen' und ‚vertraute Personen'.

Bei ‚**Angebot von Hausbesuchen** durch' wurde ‚Professionisten (Lebens-
/Sozialberater, Mediatoren, Coaches, psychosoziale Berater, ...)' mit 165
(67,1%), ‚freiwillige Mitarbeiter Sozialer Dienste, Seelsorge, Kirche ...' mit 150
(61,0%) und ‚Sonstige' mit 2 (0,8%) genannt. Unter ‚**Sonstige**' wurden folgende Angaben (alle einmalig vorkommend) gemacht: ‚Bezugspersonen' und
‚Hauskrankenpflege'.

6.2.3.9. Frage 9:

**Wie beurteilen Sie die nachfolgenden Maßnahmen zur Steigerung der
Akzeptanz und Nutzung von Angeboten zur Konfliktbearbeitung?**

Abbildung 25: Maßnahmen zur Steigerung/Akzeptanz/Nutzung von Konfliktbearbeitungsangeboten

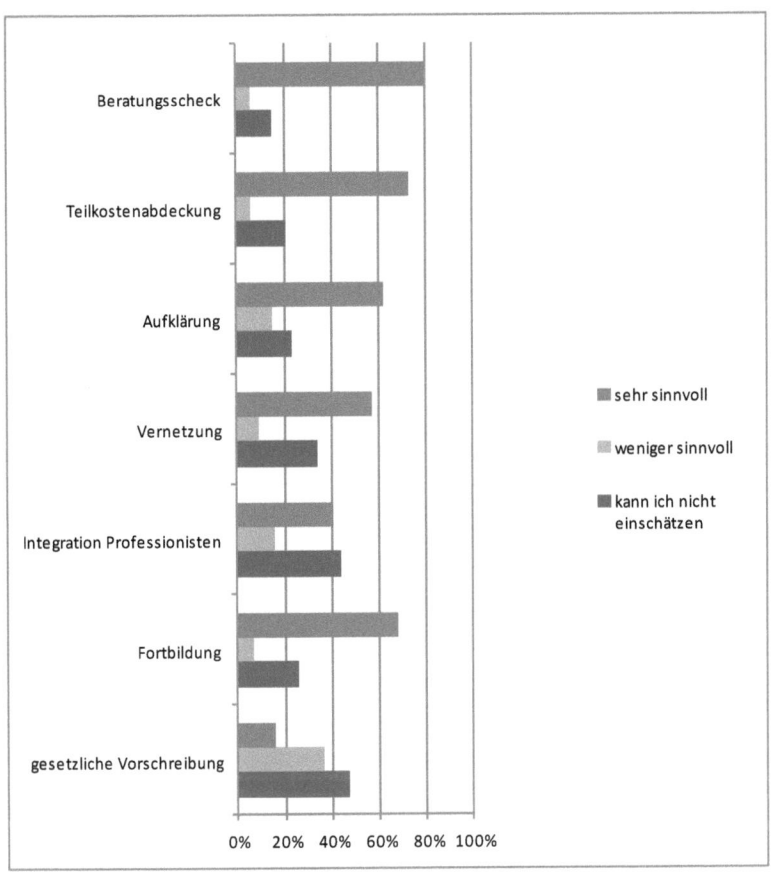

Auffallend ist, dass die Maßnahmensteigerung zur Akzeptanz/Nutzung der Konfliktbearbeitungsangebote (vgl. Abbildung 25) durch ‚gesetzliche Vorschreibung/ Verpflichtung (ähnlich wie bei Lehrlingsmediation)' mit 15,9% am seltensten als ‚sehr sinnvoll' erachtet wird. Deutlich öfter wurden die anderen Auswahlmöglichkeiten als ‚sehr sinnvoll' genannt:

- 79,3 % für ‚finanzielle Stützung für professionelle Konfliktbearbeitung (Beratungsscheck)'
- 72,8% für ‚Teilkostenabdeckung durch gesetzliche Krankenkassen/Sozialversicherung'
- 61,8% für ‚Öffentliche Aufklärungsarbeit, dass Spannungen und Konflikte menschlich und erlaubt sind. Tabu durchbrechen'
- 56,9% bei ‚Vernetzung der mobilen Dienste mit Professionisten im Bereich Konfliktmanagement (LSB, Coach, Mediator,…)'
- 40,2% für ‚Integration eines (unabhängigen) Professionisten (LSB, Coach, Mediator,…) bei den mobilen Diensten'
- 67,5% für ‚Fortbildung zur Steigerung der Kompetenzen für Mitarbeiter/innen von Pflegediensten, um Konflikte/Spannungen besser zu erkennen und Angehörige zu beraten'.

Aus der Tatsache, dass insgesamt 970 Mal die Antwortmöglichkeit ‚sehr sinnvoll' gewählt wurde (im Gegensatz zu nur 233 mal ‚weniger sinnvoll') lässt sich auch ablesen, dass die Befragten den genannten Fördermaßnahmen grundsätzlich sehr positiv gegenüberstehen dürften.

Bei der Möglichkeit einer freien Texteingabe unter **‚Sonstige'** wurden 7 Angaben (2,8%) gemacht: ‚anonyme Beratung bei 24Stunden-Betreuung, damit nicht noch mehr Konflikte entstehen'; ‚Hausbesuche unbürokratisch + sofort'; ‚Infoline'; ‚Kinesiologie'; ‚kostengünstige Varianten: Telefonische Beratung, Internetseite, Selbsthilfegruppe per Internet'; ‚Selbsthilfegruppen, Literatur' und ‚telefonische Beratung'.

6.2.4. Zusammenfassung der Ergebnisse

Bei der Auswertung der Fragebögen zeigt sich die für den sozialen Bereich typische Geschlechterverteilung mit 91,1% weiblich (vgl. Abbildung 7). Auffallend ist, dass ca. 58% der Befragten in den nächsten Jahren aus dem Berufsleben aussteigen werden. Diese Ergebnisse stimmen mit jenen der WKO überein und lassen vermuten, dass der daraus möglicherweise resultierende Fachkräftemangel zusätzliches Konfliktpotential birgt (vgl. Abbildung 9). Die Auswertung der Fragebögen hat ergeben, dass nicht ganz die Hälfte der Proband/innen nicht aus dem deutschsprachigen Raum stammt (vgl. Abbildung 6).

Aus der Frage 1 geht hervor, dass von 80% der Proband/innen Unterstützungsbedarf bei der Konfliktbearbeitung gesehen wird (vgl. Abbildung 11). Frage 2 zeigt auf, dass die Lebens- und/oder Pflegequalität unter den Konflikten leidet, von mehr als einem Fünftel der Proband/innen ist diese Beeinträchtigung als ‚häufig‘ angegeben worden (vgl. Abbildung 12). Dem entgegen steht, dass über 80% der Teilnehmer/innen festgestellt haben, dass ‚noch nie‘ oder nur ‚vereinzelt‘ externe Hilfe zur Konfliktbearbeitung in Anspruch genommen wurde (vgl. Abbildung 14). Die Abdeckung des Bedarfs an der Konfliktbearbeitung wurde von den Befragten zu drei Viertel als nicht ausreichend und nur zu einem Viertel als zumindest relativ gut eingeschätzt (vgl. Abbildung 15). Die Beantwortung eines Teilbereiches der Frage 7 zeigt auf, dass es an dem Wissen über die zur Verfügung stehenden Konfliktbearbeitungsangebote im beruflichen Umfeld mangelt: Durchschnittlich 47,5% der Befragten wissen nicht über das Konfliktbearbeitungsangebot Bescheid (Ausnahme: Seelsorge/Pfarrer und fachliche Pflegeberatung), vgl.

Abbildung **20.** Eine schnelle Verbesserung dieser Situation könnte durch eine bessere und breit gefächerte Wissensvermittlung über Konfliktbearbeitungsangebote erreicht werden. Bei den Empfehlungen zeigt sich dementsprechend, dass hauptsächlich die beiden oben genannten, bekannten Angebote empfohlen werden, vgl. Abbildung 21. Auffallend ist, dass alle drei Konfliktfelder, also die interdisziplinäre Zusammenarbeit, das innerhalb der Familie/des sozialen Umfeldes und das Feld des intrapersonalen Bereiches mit mehr als 50% genannt wurden. Das Konfliktfeld innerhalb der Familie/sozialem Umfeld wurde sogar von 89,4% angegeben, vgl. Abbildung 16. Wird das Konfliktfeld ‚innerhalb der Familie/sozialem Umfeld' detaillierter betrachtet, dominieren die Spannungsfelder ‚Pflegebedürftige/Angehörige' mit 81,3% und die ‚Angehörigen untereinander' mit 69,1%. Bezogen auf die Gesamtrückmeldungen wird ‚innerhalb der Familie/sozialem Umfeld' sogar in neun von zehn Rückmeldungen bzw. acht von zehn Rückmeldungen genannt, vgl. Abbildung 17. Die Rückmeldungen zeigen auch bei der Nutzung der Konfliktbearbeitungsmethoden, dass ‚Pfarrer/Seelsorge' und ‚Fachliche Pflegeberatung' die meistgenannten Methoden sind. Trotzdem kamen die Methoden LSB mit 16 Rückmeldungen (6,5%), Mediation mit 11 Rückmeldungen (4,5%) und Systemisches Coaching/Aufstellungsarbeit mit 8 Rückmeldungen (3,3%) zum Einsatz, obwohl sie nur selten empfohlen wurden (vgl. Abbildung 23). Laut Frage 8 wird deutlich, dass Empfehlung/Vermittlung von externen Konfliktbearbeitungsmöglichkeiten durch ‚Krankenhaus/Arzt' und ‚Pflegedienst' relativ oft genannt wird. Die ‚kostenlose (Erst-) Beratung' sowie das ‚Angebot von Hausbesuchen' durch ‚Professionisten (Lebens-/ Sozialberater, Mediatoren, Coaches, psychosoziale Berater,...)' und ‚freiwillige Mitarbeiter sozialer Dienste, Seelsorge, Kirche...' wird ebenfalls häufig genannt (vgl. Abbildung 24). Aus Frage 9 geht hervor, dass von den meisten Befragten eine finanzielle Unterstützung zur Steigerung/Nutzung des Konfliktbearbeitungsangebots als sinnvoll erachtet wird. Weiters empfinden die Proband/innen eine Kompetenzerweiterung der Mitarbeiter/innen im Pflegebereich als nützlich. Die ‚Öffentliche Aufklärungsarbeit' und die ‚Vernetzung der mobilen Dienste mit Professionisten' werden von weit mehr als der Hälfte der Befragten als Anreiz genannt eine Konfliktbearbeitung in Anspruch zu nehmen, vgl. Abbildung 25.

6.3. Experteninterviews

Zusätzlich zur Fragebogenerhebung unter Mitarbeiter/innen der mobilen Pflege- und Betreuungsdienste wurden 27 Interviews mit Konfliktexpert/innen geführt.

Ziel dieses in schriftlicher Form geführten Interviews war die Erhebung der Meinungen und Erfahrungen der Expert/innen in Hinblick auf den Umgang der pflegenden Angehörigen mit Herausforderungen, Überforderung, Spannungs- und Konfliktfeldern sowie der Nutzung des Konfliktbearbeitungsangebots im Bereich der häuslichen Pflege.

Folgende Fragen wurden gestellt:

- Wie schätzen Sie generell den Bedarf an Konfliktbearbeitung im Umfeld der häuslichen Pflege ein?
- Bei welchen Spannungs- und potentiellen Konfliktfeldern der häuslichen Pflege sehen Sie besonderen Bedarf an Konfliktbearbeitung?
- Welche Methoden zur Konfliktbearbeitung empfinden Sie für die von Ihnen genannten Konfliktfelder als geeignet?
- Wie beurteilen Sie die Bekanntheit von Konfliktbearbeitungsmethoden bei pflegenden Angehörigen?
- Welche Maßnahmen würden Ihrer Meinung nach den Einsatz von Konfliktbearbeitung in der häuslichen Pflege/Betreuung bekannter und leichter zugänglich machen?
- Haben Sie bereits derartige Maßnahmen gesetzt, wenn ja welche?

- Wie viele Ihrer Fälle/Klienten/Gespräche entfallen auf die häusliche Pflege/Betreuung?
- Gibt es abschließend noch etwas Wichtiges, das Sie zu diesem Thema sagen und ergänzen möchten?

6.3.1. Zielgruppe

Es wurden Interviews mit den Proband/innen der Konfliktbearbeitungsexperten aus den folgenden Bereichen geführt: Mediation, Lebens- und Sozialberatung, MiA-Begleitung, Telefonseelsorge, Entlassungsmanagement und Psychologie. Nachstehend wird in tabellarischer Form ein Überblick über die Proband/innen dargestellt. Die Rückläufe der Experteninterviews wurden mit Nummern z.B. E1, E2,... versehen. Die Angabe des Geschlechts wurde mit den Abkürzungen ,m' für männlich und ,w' für weiblich vorgenommen.

Die Proband/inn/engruppe setzt sich wie folgt zusammen:

Tabelle 2: Überblick Proband/innen

Nr.	m/w	Geb.-jahr	Beruf	Ausübung	Arbeitsbereiche
E1	w	1951	Meditorin, LSB	nebenberuflich, freiwillig	Pension (über 40 Jahre als DGKS), selbständig als Lebensberaterin/ Mediatorin, freiwillig als Gesprächspartner für Senioren und psych. erkrankte Personen
E2	m	1963	LSB, psychologische Beratung, Aufstellungsleiter, Meditationslehrer	hauptberuflich	Alles rund um Familiendynamiken, Lehrtätigkeit Familien-/Organisationsaufstellung; spirituelle Begleitung von Menschen in schwierigen Lebensphasen
E3	W	1959	Sozialbeauftragte, Einsatzleiterin, MiA-Begleiterin	Nebenberuflich	Soziale-Arbeit, Gruppenarbeit / Senioren, Erwachsenenbildung/Senioren
E4	W	1965	Pflege-Mediatorin und eingetragene Mediatorin	Hauptberuflich	Krankenhaus
E5	M	1965	Rechtsanwalt, eingetragener Mediator	Hauptberuflich	Schadensersatz, Ehe- und Familienrecht, Mietrecht, Gewährleistung, Sachwalterschaften usw.
E6	W	1963	Mediatorin, Coach, Pflegedienstleiterin	Hauptberuflich	Altenarbeit
E7	W	1960	Eingetr. Mediatorin, Psychotherapeutin, Ehe-, Familien-	Hauptberuflich	s.o., Ausbildung (Psychotherapie, Mediation, LSB), Supervision

			und Lebensberaterin		
E8	W	1964	Eingetragene Mediatorin	Hauptberuflich	Juristin, eingetragene Mediatorin (Arbeitsplatzmediation, Elder Mediation, Health & Social Care Mediation), Moderatorin, Konflikt- und Mobbingberaterin, Beraterin für Ethik im Gesundheitswesen, Fachbuchautorin, Trainerin, Lehrbeauftragte in Erwachsenenbildungseinrichtungen und Universitäten
E9	M	1963	Gebietsleiter für 24-Stundenbetreuung	Hauptberuflich	Beratung, Organisation, Begleitung von 24-Stundenbetreuung
E10	W	1959	Diplom Sozialbetreuerin/Altenarbeit, MiA-Begleiterin	Hauptberuflich und auch freiwillig	Soziale Ansprechperson in betreubaren Wohnen – Sozialbeauftragte der Gemeinde und freiwillige MiA-Begleiterin (mit pflegenden Angehörigen)
E11	W	1958	Einsatzleitung f. amb. Dienste, Heimhilfe, MiA-Begleiter	Hauptberuflich	Im ambulanten Altenbereich mit Heimhilfe u. soz. Vernetzung wenn andere Dienste benötigt werden
E12	W	1962	Dipl. Lebensberaterin, Seelsorgerin, Pädagogin	Hauptberuflich	Einzelne, Paare, Gruppen: Beratung, Selbsterfahrung, spirituell-systemische Begleitung
E13	W	1970	Pflegedienstleitung	Hauptberuflich	Mobile Pflege und Betreuung
E14	W	1965	Pflegemediatorin	Hauptberuflich	Entlassungsmanagement in einem LKH der KAGES Steiermark
E15	W	1972	DGKS, Msc (Pall. Care)	Hauptberuflich	Mobiles Palliativteam
E16	W	1955	Psychotherapeutin, akademische Gerontologin, Supervisorin, eing. Mediatorin, Physiotherapeutin	Hauptberuflich und selbständig	Geriatrie, Alten- und Pflegeheime, freie Praxis, Fort- und Weiterbildung, Seminare, Supervision, Kongresstätigkeit
E17	W	1961	Entlassungsmanagement (CCM) im LKH St. Veit i. Pg.	Hauptberuflich	Entlassungsmanagement im internen Bereich vorzugsweise Geriatrie
E18	M	1960	Lebensberater und Paarberater, eingetr. Mediator	Hauptberuflich	
E19	W	1955	Pflegemediatorin	Hauptberuflich	Mediatorin im KH Hartberg, auch für externe
E20	W	1970	DGKS	Teilzeit 75 %	Krankenhaus
E21	W	1962	Diplomierte Gesundheits- und Krankenschwester und Mediatorin	Pflege-Entlassungsberatung in einem Landeskrankenhaus	Wie oben
E22	W	1975	Eingetr. Mediatorin	Hauptberuflich	Familien-, -trennungs, -eldermediation, aufsuchende konfliktarbeit bei besachwalteten personen und deren familien/betreuungssystemen
E23	W	1969	Klinische und Gesundheitspsychologin	Psychologin in eigener Praxis, Notfallpsychologin in der Krisenintervention, Trauerbegleitung, etc.	Alles was Krisenpsychologie beinhaltet, aber auch langfristige Betreuung bei Krankheit, Trauer, Burn-out, Depression, etc. gesamtes Spektrum der klinisch-psychologischen Tätigkeit
E24	W	1964	Mediatorin	Nebenberuflich	Familien / Lehrlinge / innerbetriebliche Konflikte
E25	W	1955	Diätologin, MiA-Begleiterin	Freiwillig	Kinderbetreuung, Initiatorin einer Nachbarschaftsdrehscheibe
E26	M	1977	DGKP mit Fachausbildung	Hauptberuflich	Öffentlichkeitsarbeit, Gesundheitsförderung, Gesundheitswerkstätte, Gesundheitszentrum
E27	M	1947	Telefonseelsorge	Freiwillig	

6.3.2. Durchführung

Um Kontaktdaten für die Experteninterviews zu erhalten, wurde im Internet recherchiert. Mittels anschließendem telefonischem Kontakt wurde versucht Proband/innen für ein Interview zu akquirieren. Der Faktor Zeit war ausschlaggebend für eine schriftliche Durchführung des Interviews. Der Großteil der telefonisch Kontaktierten lehnte ein persönliches Interview aufgrund von Zeitmangel ab und befürwortete die schriftliche Beantwortung von offenen Fragen zu diesem Thema. Der Interviewleitfaden mit den offenen Fragen wurde im Zeitraum März bis April via E-Mail zum Versand gebracht. Bis Juli konnten siebenundzwanzig Rückmeldungen von den insgesamt dreiundachtzig versendeten Interviews verzeichnet werden, dies entspricht einer Rücklaufquote von ca. 32,5%.

6.3.3. Auswertung

Basierend auf der Inhaltsanalyse nach Mayring werden die Ergebnisse der Experteninterviews zunächst in tabellarischer Form und auf die Kernaussagen reduziert dargestellt um einen Überblick zu ermöglichen. Anschließend werden die einzelnen Interviewfragen noch im Detail ausgewertet und analysiert. Der an die Experten via Mail versendete Interview-Leitfaden befindet sich im Anhang.

6.3.3.1.   Tabellarische Darstellung der Ergebnisse

In tabellarischer Form werden nachstehend die Ergebnisse des Interviewleitfadens im Überblick dargestellt:

Tabelle 3: Interviewleitfaden Fragen 1 - 3 (vgl. Punkt 6.3):

Nr.	Bedarf an Konfliktbearbeitung in der häuslichen Pflege	Spannungs- und Konfliktfelder (Interdisziplinär (K1) innerhalb Familie/Umfeld (K2) intrapersonal (K3)	Geeignete Methoden zur Bearbeitung
E1	sehr hoch	Überforderung (K3), Angehörige/e mit Pflege alleine gelassen (K2, K3); Kommunikationsprobleme (mit ausländischen Pfleger/innen sowie zw. Pflegling und Angehörigen) (K1, K2); Verweigerung der Pflege seitens des Pfleglings (K1, K2, K3)	Gesprächsführungs-Schulung Angehörige; Entlastungsgespräche; Vermittlungsgespräche
E2	sehr hoch	Vorbelastete Beziehungen in Familie (Eltern, Schwiegereltern) (K2); Pflege aus Pflichtbewusstsein wird allmählich zur Last (K3, K2).	Systemische Familienbegleitung und Gesprächsführung; Aufstellungsarbeit; Supervision; Mediation
E3	unterschiedlich hoch	Erwartung und Anspruchshaltung des Pflegebedürftigen (Selbstbestimmung, Hilflosigkeit, Angst) (K3); Überforderung (K3), finanzielle Belastung (K2, K3); innerfamiliäre Differenzen (K2)	Entlastungsgespräche; Empathische Gesprächsführung Wahrnehmung der Bedürfnisse
E4	sehr hoch	Spannung verursacht Unwissenheit mit pflegerischer Maßnahme (K3); Überforderung der Angehörigen – kein Freiraum (K3); keine Hilfe (K2, K3)	Empathie, fachliche Kompetenz und Beratungsgespräche; Mediation
E5	sehr groß	Im Bereich der Möglichkeit der Erbringung der Pflegeleistung durch die eigenen Angehörigen (K2); Im Bereich von Art und Umfang der Pflegeleistung (K1, K2, K3)	Beratung durch Fachpersonal; Mediation
E6	Sehr hoch	Die meisten Konflikte bleiben unter der Decke und werden von allen Beteiligten gemieden (auch Ärzte, mobile Dienste, Nachbarn, Familien...) (K1); Nähe/Distanz (K2, K3); Gewalt, Überforderung (K3, K2, K1)	Beratung der Angehörigen, Mediation
E7	Hoch	Unterschiedliche Positionen von Geschwistern bezügl. Pflege der Eltern (K2, K3)	Mediation
E8	Nachfrage: gering; Erfordernis: hilfreich, muss den Bedürfnissen der Betroffenen entsprechen	Konfliktpotential in der Dreiecksbeziehung Pflegedienst/Pflegebedürftige/Angehörige (K1), Konflikte innerhalb der Familie (K2), intrapersonale Konflikte (K3)	Konfliktberatung, -coaching, Mediation
E9	Sehr hoch	Unbehandelte, wiederauftretende familiäre Konflikte (Eltern-Kind) (K2); entstehende Konflikte zw. Zu Betreuendem und Betreuungsperson (K1); entstehende Konflikte zw. Angehörige und Betreuungsperson (K1); Grund liegt meist in den jeweiligen Erwartungshaltungen und Vorstellungen	
E10	Auf jeden Fall vorhanden	Konfliktfeld: (Schwieger)töchter – muss pflegen (K2); Krankheitsbilder (Demenz, Persönlichkeitsveränderungen) sind für Angehörige schwierig zu verstehen (K3, K2); Geld, Erbe	Begleitung der pflegenden Angehörigen bei der Konfliktbewältigung;
E11	Größerer Bedarf	Innerhalb der Familie; intrapersonaler Bereich	Wertschätzung der pflegenden Angehörigen; zuhören durch neutrale Person

E12	Hoch	Zuständigkeiten, Verantwortlichkeiten, Pflegegeld (K2); Selbständigkeit, Eigenmächtigkeit von Patienten (K2, K3, K1)	
E13	Wird mehr werden	Spannung in der Familie – Klient möchte etwas anderes als Angehörige, die Pflegeperson steht dazwischen – man kann es nicht beiden recht machen (K1, K2, K3)	Supervision, klärende Gespräche
E14	Sehr hoch	Innerhalb der Familie (K2), Uneinsichtigkeit der zu Pflegenden (K3), externe Unterstützung wird nicht angenommen (K1, K2, K3)	Mediation; bei Demenz Gespräche mit mediativen Gesprächsführungen; Interventionen aus der Mediation
E15	Hoch	Familiendynamiken (K2); Überforderung (K3), Patientenverfügung, Vorsorgevollmacht	Psychotherapie; psychologische Beratung; Helferkonferenzen; Familiengespräche; Pflegeberatung
E16	Sehr hoch	Umgang mit Demenz/Verhaltensstörungen (K2, K3); finanzielle Belastung (K2, K3); Generationenkonflikte – unaufgearbeitete Themen im Familiensystem (K2)	Gewaltfreie Kommunikation; lösungsorientierte Gesprächsführung; Aufklärung
E17	Sehr hoch	Überforderung (K3); Finanzierung (K2, K3); Umgang mit Persönlichkeitsveränderung/Krankheit (K2, K3)	Angehörigen-Entlastung (gut organisierte Pflege); Hilfsdienste, Besuchsdienste
E18	Hoch	Spannungen zwischen pflegenden Person und dem Partner (K2, K3)	Paarberatung oder Einzelbegleitung
E19	Sehr hoch	Alte Konflikte (K2, K3); überall wo Menschen sind gibt's Reibungsflächen (K1, K2)	Pflegemediation; Pflegeberatung
E20	Wichtig	Umgang mit Krankheit (K2, K3); Überforderung (K3)	Alle betroffenen Angehörige, Freunde an einen Tisch zu bringen; Auszeiten für Pflegende schaffen
E21	Groß	Alte, schwelende Konflikte (K2, K3);	Mediation; Einzelgespräche
E22	Sehr hoch	Innerhalb der Familie (K2); Zusammentreffen von Familiensystemen mit außenstehenden Professionisten (K1); Stress (K3)	Familien-, Eldermediation
E23	Sehr hoch	Überforderung, burn-out- und Suchtgefahr sehr hoch (K3); Doppelbelastung (K3, K2); Schuldgefühle (K3);	Entlastung durch psychologische Betreuung der Pflegenden; Aufklärung und Identifikation von Überforderung durch Hausärzte; psychologische Betreuung eventuell vor Ort (aufgrund Zeitmangel der Betroffenen); Ressourcenabklärung betreffend Unterstützung durch weitere Familienmitglieder bzw. Fachpersonen (Hilfsdienste)
E24	Sehr hoch	Angehörige untereinander (K2); Angehörige und Pflege- oder Betreuungsdienst (K1); Angehörige und Behörden (K1); Pflegebedürftige und Betreuungsdienst (K1)	Mediative Gespräche, d.h. keine komplette Mediation, sondern moderierte Gespräche zur raschen Lösungsfindung; Coaching
E25	Sicherlich gegeben, Konfliktpotential ist nicht zu unterschätzen	Zwischen pflegenden Angehörigen und Pflegendem (K2); zwischen pflegenden Angehörigen und Angehörigen (K2)	
E26	Bedarf ist gegeben, wird sich noch steigern	Umgang mit Krankheit, Persönlichkeitsveränderungen (K2, K3)	Anlaufstellen z.B. Gesundheitszentren und Schulungen (Umgang mit Krankheitsbildern) für pflegende Angehörige
E27	Großer Bedarf	Zusammenleben der Generationen (K2); Konflikte aus der Vergangenheit (K2); Verständigungsproblem mit ausländischen Kräften (K1)	Gewaltfreie Kommunikation

Tabelle 4: Interviewleitfaden Fragen 4 - 5a (vgl. Punkt 6.3):

Nr.	Bekanntheit von Konfliktbearbeitungsmethoden	Maßnahmen zur Bekanntheitssteigerung	Maßnahmen gesetzt, welche
E1	kaum bekannt	Konfliktbearbeitungsangebot (Mediatoren + professionelle Konfliktberater) finanziert über Kommune, Angebot an alle Haushalte aussenden, Kommunikationstraining anbieten	Vermittlergespräche zwischen Pflegeperson und 24-Std.-Betreuerin, Familienmediation Thema Pflege Mutter und Verwaltung der Einkünfte der Mutter
E2	Im Fachkreis sicher groß, allgemein eher gering	Hinweis der Pflegedienste auf diese Maßnahmen. Pflegeberatung durch Pflegedienste oder Krankenkassen und Hinweis auf Maßnahmen	nein
E3	Kaum	Persönliche Infos in Arztpraxen, Krankenhaus, Entlassungsmanagement, Stellen an die sich Betroffene und Angehörige wenden können (z.b. Gemeinde, Sozialbeauftragte, Pflegeberatung ...); Infomaterial – wo finde ich bei Überforderung Hilfe? Wer übernimmt die Kosten?	Beratung in Krisensituationen; Entlastungsdienst durch Freiwillige
E4	Sehr schlecht bzw. keine Information	Gute Information des Hausarztes (Schnittstelle); gute Information der sozialen Dienste	Aufbau Pflegemediation im LKH; Mediation; Folder auflegen bei Hausärzten und sozialen Diensten auflegen; Vernetzung der Pflegemediatoren
E5	Eher gering	Bewerbung durch öffentliche Institutionen, Pflegedienstleistern	Nein
E6	Sehr gering	Entlastungsgespräche mit Angehörigen; Pflegenden eine Stimme geben; Informationen und praktische Hilfe anbieten	Vermittlungsgespräche; Familienkonferenzen; Beschwerdemanagement
E7	Kaum bekannt	Müsste mehr Thema sein bei beratenden Einrichtungen; ev. auch als Zusatzangebot von Organisationen, die Hauskrankenpflege anbieten	Konfliktberatung im Einzelsetting
E8	Gering	Pilotprojekte, positive Vorbilder im Umfeld der pflegenden Angehörigen	---
E9	Sehr gering	Mehr Information – Förderung per Wertscheck o.ä.	Rolle als Mediator
E10	Gering	Genaue Abklärung im Familienverband als Begleitung durch MIA-Begleiter; wenn nötig professionale Hilfe von außen in Anspruch nehmen	Abklärung kann ich, darf ich, muss ich pflegen
E11	Teilw. Über-	Angebot ist da, zu späte Kontakt-	Vermittlung von Pflege-

	angebot in den Medien – erreichen pflegende Angehörige jedoch nicht	aufnahme der pflegenden Angehörigen	coachingsschecks, Info über Möglichkeiten der Kurzzeitpflege als Entlastung, MIA-Begleitung
E12	Gering, oft wissen Angehörige nicht einmal, dass es Begleitung gibt	Informationen über Begleitung – „home-mediation", Gespräche, Motivation über die betreuenden Organisationen	Nein
E13	Nicht hoch	keine Gedanken hierzu	--
E14	Eher gering	Implementierung in Gemeinden (Bürgerbüro,...), in Gesundheitszentren; Werbung in lokalen Medien, bei Hausärzten...	Im Krankenhaus (Pflegemediatorin) ja, extern nicht
E15	Gering	Leichterer Zugang zu den vorhanden Angeboten; kompetente Beratung	Helferkonferenzen, Familienkonferenzen
E16	Gering	Schnittstellenarbeit: Arzt, Pflege, Psychologie und Psychotherapie	Arbeite im stationären Bereich
E17	Gering	Aufklärung, Beratung, Organisation schon im Krankenhaus; Installation einer „Gemeindeschwester" die ihre Patienten und Angehörigen kennt und sie auch zu Hause besuchen kann; Hausarzt als gut Kooperationsstelle	Organisation von Betreuungs- und Pflegemaßnahmen gemeinsam mit Angehörige
E18	Ist mir nicht bekannt	Wenn die Menschen die Angst verlieren „durchschaut" zu werden	nie unter dem Namen „Mediation" sondern immer unter dem Namen Paarberatung oder Einzelbegleitung
E19	Unterschiedlich, in Graz sehr bekannt	Mundpropaganda; Anlaufstellen; Gesundheitszentren; von Politik zugestandenen/genehmigten Dienstposten	Pflegemediation (Kombi von Entlassungsmanagement und Mediation), Ausbildung für Pflegemediation; Gesundheitszentrum
E20	Sehr wenig wissen darüber Bescheid	?	nur Praktikum in der mobilen Palliativpflege, daher im häuslichen Bereich kaum Erfahrung
E21	Sehr nieder	Mundpropaganda; Kampagne über öffentliche Medien	Infoblätter Mediation im Krankenhaus
E22	Niedrigst	Übergabe eines Infoblatts über Eldermediation durch Krankenhaus, mobile Pflegedienste	Öffentlichkeitsarbeit (texte in Angehörigenbriefen von Pflegeheimen), Sprechstundenangebot ebendort, Aufklärungsarbeit im Bekanntenkreis/näherem Kollegenkreis etc.
E23	Ist ein Tabuthema	Aufklärung durch Hausärzte, Motivation zu psychologischen	Krisenpsychologie; Psychohy-

	(gering)	Entlastungsgesprächen; umfassende Aufklärung über Krankheitsbilder; Hausarzt als Vermittler bei Überforderung an Psychologen oder Hilfsdienste verschiedener Art	giene, Psychoeduktion
E24	Sehr niedrig	Information und Angebot bereits im stationären Bereich, z.b. als Bestandteil der Überleitungspflege/ Einsatz von Konfliktbearbeitungsmethoden durch Pflegeheime, Sozialsprengel etc. als fixer Bestandteil der Betreuung	Informationsarbeit in Pflegeeinrichtungen und bei sozialen Diensten
E25	Kaum bekannt	Über die Medien; durch die Hausärzte, Pflegepersonal der Sozial- und Gesundheitssprengel	Information über Literatur; Seminar über Konfliktbearbeitung
E26	Viele kennen sie nicht	Information über Kommunikation, Mediation; Hausbesuche	Hausbesuche, Mediation
E27	Sehr aufklärungswürdig	fachliche Beratungsstellen	Präventive Maßnahmen vor Eintritt des Pflegefalls

Tabelle 5: Interviewleitfaden Fragen 6 - 7 (vgl. Punkt 6.3):

Nr.	Anzahl Fälle/Klienten/Gespräche häusliche Pflege/Betreuung	Wichtiges zum Thema
E1	Beruflich 1 – 2/Jahr, Freiwilligenbereich 1-2 monatlich	Konfliktberatung und entlastende Gespräche – häusliche Pflege längerfristig durchführbar; jahrelang unterdrückte Konflikte, Abhängigkeiten, Autonomieverlust, Machtkämpfe treten auf
E2	5 – 10 %	Gründliche Vorbereitung der häuslichen Pflege in allen Bereichen Art der Pflege, Länge, Finanzierung aber auch Unterstützung bei der Pflege. Wunsch nach Anerkennung, Druck, Gefälle von Geben und Nehmen erschweren Situation
E3	Fast gänzlich; ca. 95%	Pflegebedürftigkeit verändert Leben – gebraucht werden die in solchen Situationen Menschen begleiten; Zeit, die Gedanken zu ordnen, Gespräche zu führen und die beste Lösungsmöglichkeit zu suchen
E4	Alle; von 100 % Entlassungen brauchen 30-40% ein Beratungsgespräch (mit/ohne mediativen Ansätzen) und 3-4% Pflegemediation	Pflegerisches Fachwissen ist wichtig, denn Unwissenheit macht oft Angst, Stress und Aggression
E5	Keine	Nein
E6	Im privaten Bereich wenige (früher als Hauskrankenschwester öfter Konflikte zwischen Familienmitgliedern, Pflege und Angehörige begleitet	Es gibt mehr Bedarf wie man meinen könnte, aber Tabuisierung ist sehr groß
E7	Thema kommt immer öfter vor – Zahlenangaben nicht möglich	-
E8	5%	---

E9	Alle	24-Std.betreuung = Grauzone; keine klaren Abgrenzungen, Anforderungen oder Vorgaben im Gegensatz zur stationären/mobilen Pflege. Betreuende, Familien und auch Betreuungspersonen sind sich selber überlassen
E10	Ca. 80 %	Pflegende Angehörige stehen in einem körperlichen und psychischen Spannungsfeld dieses muss man erst einmal aushalten. Nur wer einmal in dieser Lage war, kann mitreden!
E11	Ca. 50%	Besuchsdienst gefragt, um pflegende Angehörige zu entlasten
E12	Zur Zeit keine	
E13	Wir betreuen ca. 700 Klienten – kann ich nicht abschätzen	--
E14	Alle	--
E15	100%	Fehlende notwendige Ressource, um Konfliktberatungsexperten anzustellen
E16	Gespräche mit Angehörigen, sofern der Heimbewohner wieder nach Hause entlassen wird	
E17	Ca. 90%	Macht, Erwartungen, Forderungen belasten Familie/Angehörige
E18	Max. 5 %	Angst hemmt die Inanspruchnahme von Beratungen
E19	Alle	Seit 10 Jahren Pflegemediatorin
E20	Bei jedem Aufnahmegespräch (stationär) wird über die Versorgung Zuhause gesprochen und Bei Bedarf Kontakt mit Angehörigen	Entlassungsmanagement positiv
E21	30 – 40 Patienten/Monat, davon sind ca. 90% häuslich zu versorgen (mit und ohne Hauskrankenpflege, 24-Std.Betreuung)	
E22	Ca. 1/3	Wünschenswert ist flächendeckende Bewusstseins- und Öffentlichkeitsarbeit
E23	Zahl der Klienten mit dieser Thematik ist stark steigend, genaue Anzahl liegt nicht vor	Suchtpotential und burn-out-Gefährdung sehr groß
E24	10 %	Fachwissen (z.B. Pflegestufen, Pflegegeld, Rechtsfragen bei der Betreuung etc.) bei Mediation notwendig, Zeitdruck ist Herausforderung
E25	30%	Enttabuisierung Thema Konflikt notwendig, Aufklärung
E26	80%	Aufklärung Thema Konflikt
E27	25 – 35%	Beratung und Maßnahmen bereits vor Eintritt eines Pflegefalls notwendig

6.3.3.2.   Detailanalyse der Interviewfragen

Die einzelnen Fragen werden nachstehend detailliert analysiert.

6.3.3.2.1. Frage 1

Wie schätzen Sie generell den Bedarf an Konfliktbearbeitung im Umfeld der häuslichen Pflege ein?

Auffallend ist, dass alle Expert/innen einen Bedarf zumindest als gegeben bzw. vorhanden sehen, knapp 75% der Proband/innen schätzen den Bedarf an Konfliktbearbeitung sogar als ‚hoch' bis ‚sehr hoch' ein. Die mobilen Pflegedienste sind sich mit den Expert/innen über die Tatsache des Bedarfs einig, knapp 50% schätzen den Bedarf als eher groß bis sehr groß ein (vgl. Punkt 6.2.3.1).

6.3.3.2.2. Frage 2

Bei welchen Spannungs- und potentiellen Konfliktfeldern der häuslichen Pflege sehen Sie besonderen Bedarf an Konfliktbearbeitung?

Bei der Beantwortung dieser Frage ist signifikant, dass ausnahmslos alle Teilnehmer/innen das Spannungs- und Konfliktfeld ‚innerhalb der Familie/des sozialen Umfelds' angeben. Ca. 85% erwähnen die Konflikte im ‚intrapersonalen Bereich', ca. 44% geben auch die Spannungsfelder im ‚interdisziplinären Bereich' an. Vergleicht man dieses Resultat mit den Resultaten der Frage 6 (vgl. 6.2.3.6) des Fragebogens der mobilen Dienste zeigt sich auch dort der höchste Konfliktbearbeitungsbedarf im Feld ‚innerhalb der Familie/sozialem Umfeld' (89,4%). Das interdisziplinäre Konfliktfeld geben sowohl die Experten als auch die mobilen Dienste mit grob 50% an. Unterschiedliche Meinungen herrschen beim intrapersonalen Konfliktfeld, hier liegen die Expert/innen mit

85% im Vergleich zu 54,1% um etwa die Hälfte höher. Dies könnte eventuell darauf zurückzuführen sein, dass Personen mit intrapersonalen Konflikten vermehrt die Dienstleistung der Experten/innen in Anspruch nehmen und diese Art der Konflikte dadurch dort häufiger wahrgenommen werden.

Gerade im Konfliktfeld ‚innerhalb der Familie/soziales Umfeld' werden mit knapp 60% speziell die ‚latenten Konflikte aus der Vergangenheit', die wirkenden Familiendynamiken und die Generationenkonflikte erwähnt. Die Expertin mit der Nummer E21 meint: *„[...] besonders schwierig, wenn es alte, schwelende Konflikte sind, ‚alte Rechnungen' zu begleichen sind usw."*[278] (vgl. Punkt *4.2.6.*). Der Rollenkonflikt (vgl. Punkt 4.2.3) und die ‚Pflichten/Aufgabenverteilung' (vgl. Punkt 4.2.1) innerhalb der Familie werden von zwölf Befragten (44,4%) angeführt und beinhaltet unter anderem die von E22 angeführten Themen: *„rollenumkehrungen (flügge gewordene kinder haben entscheidungs,- versorgungssituationen gegenüber ehemals selbstständigen, allein lebenden eltern, geschwisterrivalitäten etc.)"*[279] sowie die von E12 genannten Punkte *„Zuständigkeiten; Verantwortlichkeiten, [..] Selbständigkeit – Eigen-Mächtigkeit von PatientInnen: wer entscheidet was?"*[280]. Dem Spannungsfeld ‚soziale Verantwortung/Pflege als Frauensache' und Doppelbelastung (vgl. Punkt 4.2.2) wird unter anderem von E10 mehr Aufmerksamkeit verliehen: *„Früher waren es die Schwiegertöchter die in erster Linie die Pflege zu Hause übernommen haben und deshalb war diese Personengruppe den Konfliktfeldern am meisten ausgesetzt – diese Gruppe MUSSTE PFLEGEN. Aus meiner Tätigkeit heraus kann ich erkennen, dass es jetzt keinen großen Unterschied zwischen Kinder oder Schwiegerkinder bezüglich der Konflikte gibt."*[281] Etwa ein Drittel der Befragten geben die ‚Persönlichkeitsveränderungen' (vgl. Punkt 4.2.7) aufgrund des Krankheitsbildes und die

---

[278] Experteninterview, E21
[279] Experteninterview, E22
[280] Experteninterview, E12
[281] Experteninterview, E10

‚finanzielle Belastung' (vgl. Punkt 4.2.5) als potentielles Konfliktfeld an. Laut E10 sind Aussagen von pflegenden Angehörigen aufgrund von Persönlichkeitsveränderung von den zu Pflegenden, wie z.b: *„Das ist nicht mehr meine Mutter oder mein Vater"*[282] keine Seltenheit. E17 meint dazu, dass Demenzkranken, *„[...] häufig unterstellt wird aus Absicht zu Handeln [...]"*[283] und dass aufgrund des fehlenden Wissens über diese Krankheiten, deren Verlauf und über den Umgang mit dem Betroffenen Konflikte nicht auszuschließen sind.

Von 16 Proband/innen wird auf die Thematiken betreffend der ‚Pflicht- und Schuldgefühle', also auf Konflikte im intrapersonalen Bereich, hingewiesen (vgl. Punkt 4.1.4). Auch ‚Überforderung/fehlende Selbstachtung' (vgl. Punkt 4.1.3) wird von 10 Befragten angeführt. E23 meint hierzu treffend: *„[...] Tabubereich bezgl. der eigenen Grenzen in der häuslichen Pflege vs. Unterbringung in z.b. Altenheim oder Hospiz etc., mangelndes Verständnis des Umfeldes bei ‚Auslagerung' des Erkrankten oder auch Schuldgefühle bei Töchtern und Söhnen den geliebten Menschen ‚abzugeben', Druck die Pflegetätigkeit machen zu müssen (durch Forderung des sozialen Umfelds)."*[284] 13 Teilnehmer/innen haben dazu passend auch den interpersonellen Bereich mit dem Aspekt ‚Ausgleich von Geben und Nehmen' (vgl. Punkt 4.2.9) als Konfliktfeld thematisch angeschnitten.

Dass sich intrapersonale über interpersonale bis hin zu interdisziplinären Konflikten ausweiten können, weil sie miteinander verwoben sind, erwähnt E9. Sie spricht von den *„Vorstellungen, wie etwas zu sein hat (z.B. Eltern sind enttäuscht, weil Kinder Betreuung nicht selbst machen – diese Enttäuschung ‚entlädt' sich an der Betreuungsperson)"*[285]. So zum Beispiel weiten sich eine zu hohe Erwartungshaltung beider Seiten, und der Autonomieverlust eines/r

---

[282] Experteninterview, E10
[283] Experteninterview, E17
[284] Experteninterview, E23
[285] Experteninterview, E9

Pflegebedürftigen zu einem ausgewachsenen Konflikt aus. Im interdisziplinären Bereich werden auch Spannungen/ Missverständnisse aufgrund der Sprachbarrieren, speziell bei der 24-Stunden-Betreuung genannt.

6.3.3.2.3. Frage 3

Welche Methoden zur Konfliktbearbeitung empfinden Sie für die von Ihnen genannten Konfliktfelder als geeignet?

Mehr als die Hälfte der Befragten erachten Mediation bzw. eine mediative/moderierende Gesprächsführung als geeignet, um Konflikte im Bereich der häuslichen Pflege zu bearbeiten. E22 erwähnt explizit die Eldermediation: *„[..] bindet umfassend alle beteiligten ein, arbeitet gleichberechtigt, ohne normativen charakter, multiproffesionalität der mediatoren,versetzt betroffene bestenfalls in die lage, konkret anliegende konflikte zu bearbeiten (und zu lösen), hemmschwellen abzubauen, über differenzen zu sprechen, hinkünftige schwierigkeiten selbst zu diagnostizieren und bei überforderung experten zuzuziehen."*[286].

Als weitere Methoden wurde die Systemische Familienbegleitung (E2), *„[...] da sie die Familiensituation im Ganzen mit einbezieht"*[287] und von ca. zwei Drittel die generelle Begleitung in Form eines Entlastungsgesprächs oder einer Beratung der pflegenden Angehörigen angeführt. Durch eine empathische Gesprächsführung eines/einer Externen und das Wahrnehmen der Bedürfnisse sind laut E1 Vermittlergespräche hilfreich, *„[...] wenn Kommunikation schwierig ist, damit ‚Botschaften ankommen'"*[288]. Während eines Beratungsgesprächs ist es weiters sinnvoll verschiedene Interventionsmethoden einzusetzen. E4 führt hierzu an: *„‚in den Schuhen des Anderen gehen', ‚Wunderfrage'; div.*

---

[286] Experteninterview, E22
[287] Experteninterview, E2
[288] Experteninterview, E1

Fragen, Anleitung zur Reflexion ....."[289]. Aber auch die gewaltfreie Kommunikation (GFK) (vgl. Punkt 5.1.1.2) und eine lösungsorientierte Gesprächsführung beeinflussen die Qualität und den Erfolg des Gesprächsverlaufs maßgeblich. Eine MiA-Begleiterin E10 gibt dazu an, dass *„[...] die Biographie des Patienten und die Fragen ‚KANN ich MUSS ich oder DARF ich pflegen?'"*[290] bei den Gesprächen mit Angehörigen angesprochen und beleuchtet wird.

6.3.3.2.4. Frage 4

Wie beurteilen Sie die Bekanntheit von Konfliktbearbeitungsmethoden bei pflegenden Angehörigen?

Die Bekanntheit der Konfliktbearbeitungsmethoden bei den pflegenden Angehörigen wird im Großen und Ganzen als sehr niedrig bzw. als gering eingestuft. E11 meint, dass ein *„Teilw. Überangebot in den Medien"*[291] besteht, diese *„erreichen pfleg. Angeh. jedoch nicht"*[292]. E4 bestätigt den Mangel an Bekanntheit noch mit der Aussage: *„Das Thema ‚Mediation' ist ohnedies noch zu wenig bekannt v.a. gibt es auch ‚Berührungsängste' ....Was passiert mit mir?? Unsicherheit macht Angst..... Generelle Aufklärung für alle Bereiche der Mediation wäre sehr wichtig."*[293] E27 und E22 bringen noch die Konfliktthematik vor Eintritt eines Pflegefalls vor, E22 sieht die Konfliktthematik: *„niedrig, vor der phase, in der man zum pflegenden angehörigen wird, ist der ‚leidensdruck' konflikte (im privatbereich) anzuschauen oft gering, nun, da er an die tür klopft, hat man aber oft weder zeit noch kopf noch geld für neues, das erarbeitet werden will. da ‚wurstelt' man lieber dahin und fühlt sich dabei auch noch in guter gesellschaft (‚es ist halt ein jammer...!')"*[294] (vgl. Punkt 4.2.6).

---

[289] Experteninterview, E4
[290] Experteninterview, E10
[291] Experteninterview, E11
[292] Experteninterview, E11
[293] Experteninterview, E4
[294] Experteninterview, E22

Eine bessere Aufklärung über alle Konfliktbearbeitungsmethoden und im Speziellen die Methoden Mediation und/oder Systemische Aufstellungsarbeit, aber
auch die gesellschaftliche Enttabuisierung der Konflikte im Pflegebereich im
Allgemeinen könnten die Bekanntheit von Konfliktbearbeitungsmethoden
deutlich steigern. Dadurch könnte manch einem/r Betroffenen der Mut gegeben werden, unter anderem auch latente, alte Konflikte aus der Vergangenheit zu bearbeiten.

6.3.3.2.5. Frage 5

**Welche Maßnahmen würden Ihrer Meinung nach den Einsatz von Kon-
fliktbearbeitung in der häuslichen Pflege/Betreuung bekannter und
leichter zugänglich machen?**

Um den Einsatz von Konfliktbearbeitung in der häuslichen Pflege/Betreuung
bekannter zu machen, werden von knapp 60% die ‚öffentliche Aufklärungsarbeit‘ und das damit einhergehende Enttabuisieren des Themas angeführt.
Dieser Wert ist mit dem Wert aus der Frage 9 an die mobilen Pflege- und
Betreuungsmitarbeiter/innen mit 61,8 % (vgl. Punkt 6.2.3.9) nahezu iden-
tisch. Deutlich weniger, mit nur zwei Angaben, wurde hingegen die finanzielle
Stützung in Form von *„Angebot einer Konfliktberatung [...], die von den
Kommunen finanziert wird [...]"*[295] oder *„[..] Förderung per Wertscheck o.ä."*[296]
genannt. Dieses Resultat entspricht einem Zehntel der Häufigkeit des Resulta-
tes bei den Mitarbeitern der Sozialen Dienste. Die Expert/innen sind in diesem
Zusammenhang deutlich mehr überzeugt von der Wirkung der Maßnahmen
‚Vermittlung‘ (12), ‚Vernetzung‘ (4) und ‚Integration‘ (3). Konfliktbearbeitung
„müsste mehr Thema sein bei beratenden Einrichtungen, ev. auch als Zusatz-

---

[295] Experteninterview, E1
[296] Experteninterview, E9

angebot von Organisationen, die Hauskrankenpflege anbieten"[297], führt E7 diesbezüglich an.

6.3.3.2.6. Frage 5a:

Haben Sie bereits derartige Maßnahmen gesetzt, wenn ja welche?

Nur sechs der Befragten geben an, keine Maßnahmen gesetzt zu haben. Die angeführten Maßnahmen reichen von *„Ich bin die Erfinderin der Pflegemediation für Entlassungsberatung in Kombi mit Mediation. Es gibt eine entsprechende Ausbildung hierfür, welche ich erstellt habe."*[298] (E19), *„'Pflegemediation' [..] im LKH [..] aufzubauen [...] Steiermark weit werden in den Spitälern nun ‚Pflegemediatorinnen' eingesetzt und wir vernetzen uns auch in regelmäßigen Abständen"*[299] (E4), Einführung von Familien-/ Helferkonferenzen und Beschwerdemanagement (E6, E15), Folder und Infoblätter auflegen (E14, E21), Eröffnung eines Gesundheitszentrums (E19), bis hin zu *„ja, sehr oft, aber nie unter dem Namen ‚Mediation' sondern immer unter dem Namen Paarberatung oder Einzelbegleitung"*[300] (E18) oder auch *„[...] betreibe soweit als möglich öffentlichkeitsarbeit (texte in angehörigenbriefen von pflegeheimen), ‚sprechstunden'- angebote ebendort, aufklärungsarbeit im bekanntenkreis/näherem kollegenkreis etc."*[301] (E22).

---

[297] Experteninterview, E7
[298] Experteninterview, E19
[299] Experteninterview, E4
[300] Experteninterview, E18
[301] ExpertenInterview, E22

6.3.3.2.1. Frage 6

Wie viele Ihrer Fälle/Klienten/Gespräche entfallen auf die häusliche Pflege/Betreuung?

Bei den sechs Proband/innen, die im Bereich Entlassungsmanagement/Pflegemediation tätig sind und einer/m Probanden/in im Bereich mobiles Palliativteam, liegt die Zahl derartiger Gespräche/Fälle bei 80 bis 100%. Bei den vier Teilnehmern/innen der Sozialen Hilfsdienste (MiA-Begleiter) sind es zumindest 30%, die Höchstangabe ist ca. 95%. Auffallend ist, dass bei den fünf LSB lediglich bis zu max. 10% genannt werden, ebenso bei den acht eingetragenen Mediator/innen (Ausnahme: eine Nennung im Entlassungsmanagement, eine Nennung mit ca. einem Drittel). Von den drei Nennungen in den Berufsgruppen Psychotherapie und Psychologie kann keine genaue Zahl genannt werden, es wird jedoch betont: das *„Thema kommt immer öfter vor [...]"*[302] und die *„Zahl meiner KlientInnen mit dieser Thematik ist stark steigend [...]"*[303]. Im Bereich der Telefonseelsorge werden 25% bis 35% genannt. Die Antworten auf diese Frage lassen erkennen, dass die Konfliktbearbeitung im stationären Bereich bzw. in der Zeit der Entlassung/Überleitung in die häusliche Pflege im Vergleich zu der Zeit nach einem stationären Aufenthalt gut angenommen wird.

6.3.3.2.2. Frage 7

Gibt es abschließend noch etwas Wichtiges, das Sie zu diesem Thema sagen und ergänzen möchten?

E15, tätig im mobilen Palliativteam ergänzt: *„In unserem Team fehlen die notwendigen Ressourcen, um diplomierte Sozialarbeiter oder Therapeuten*

---

[302] Experteninterview, E7
[303] Experteninterview, E23

anzustellen, die spezialisiert und ausgebildet sind im Bereich Konfliktbearbei-
tung."[304] E17 weist nochmals darauf hin, „[...] dass kranke Menschen in der
Familie sehr viel ,Macht' haben. Es gibt Erwartungen und Forderungen von
Seiten des Pat. die eine Familie/Angehörige sehr belasten können"[305] (vgl.
Punkt 4.2.8). Speziell auf die Überforderungsthematik und das hohe Suchtpo-
tential weist E23 als klinische Psychologin hin: „Pflegende Angehörige sind
sehr oft von Burn-Out betroffen und sprechen oft erst nach einem langen
Leidesweg über die stetige Überforderung durch die Pflegetätigkeit, Überfor-
derung ist immer!!!! auch psychisch und nicht nur physisch!!!!!Auch große
Gefahr für Alkoholmissbrauch in dieser Klientengruppe kann ich feststellen-
Entspannung nur mehr durch Alkohol oder Benzodiazepine möglich- hohes
Suchtpotenzial!"[306] (vgl. Punkte 1.1 und 4.2.8). Elder-Mediatorin E22 hebt die
Wichtigkeit der Aufklärung und den Einsatz von Konfliktbearbeitung sehr treffend hervor: „ich würde mich freuen, wenn sich in naher zukunft (flächende-
ckend) bewusstseins- und öffentlichkeitsarbeit entwickeln würde, sodass ein
arbeitsfeld entstehen kann, dass nicht nur mir, als überzeugter mediatorin
eine befriedigende tätigkeit eröffnen würde, sondern meiner meinung nach die
gesamte gesellschaft mit einem wohltuenden ausatmen durchströmen könnte..."[307].

6.3.4. Zusammenfassung der Ergebnisse

Die Auswertung der Experteninterviews hat ergeben, dass sich auch bei den
Experteninterviews die für den sozialen Bereich typische Geschlechtervertei-
lung mit 78% weiblich und 22% männlich zeigt. Mehr als die Hälfte geben als
Berufsbezeichnung unter anderem Mediator/in an, davon sind 30% beim
Bundesministerium für Justiz laut ZivMediatG eingetragen. Von allen Teilneh-

---

[304] Experteninterview, E15
[305] Experteninterview, E17
[306] Experteninterview, E23
[307] Experteninterview, E22

mer/innen haben 22 angegeben, diese Tätigkeit hauptberuflich auszuüben, 6 freiwillig (davon eine Nennung als hauptberuflich und freiwillig), mehr als drei Viertel (77,8%) der Proband/innen sind über 50 Jahre alt.

Alle Expert/innen waren sich über den hohen Bedarf an Konfliktbearbeitung im Umfeld der häuslichen Pflege einig, welcher speziell im Spannungs- und Konfliktfeld ‚innerhalb der Familie/soziales Umfeld' (100%) aber auch beim ‚intrapersonalen' (85%) und ‚interdisziplinären' (44,4%) Bereich angegeben wird. Als probate Konfliktbearbeitungsmethoden wurden im Speziellen Mediation sowie Entlastungs- und Beratungsgespräche als Begleitung von pflegenden Angehörigen genannt. Die Bekanntheit der Konfliktbearbeitungsmethoden wird von allen Befragten als sehr gering eingestuft. Zur Verbesserung der Situation werden öffentliche Aufklärungsarbeit, Vermittlung durch und Vernetzung mit mobilen Pflegediensten, Ärzten, Krankenkassen usw. angegeben. Die Häufigkeit der Fälle/Klienten/Gespräche bezüglich der häuslichen Pflege ist stark von der beruflichen Tätigkeit abhängig und speziell im Bereich Entlassungsmanagement/Pflegemediation sehr groß.

7. FAZIT

Aufgrund der Literaturrecherche sowie der Untersuchungsergebnisse das Thema Konfliktbearbeitung in der häuslichen Pflege betreffend konnten interessante Erkenntnisse gewonnen werden. Diese werden gemeinsam mit den Schlussfolgerungen, den daraus ableitbaren Maßnahmen sowie eigenen, noch nicht genannten Vorstellungen/Aspekte angeführt.

7.1. Zusammenfassung/Schlussfolgerungen

Bei Betrachtung der Hypothese

„Obwohl gerade im Bereich der häuslichen Pflege/Betreuung Bedarf an externer Konfliktbearbeitung besteht, werden entsprechende Angebote derzeit noch kaum in Anspruch genommen."

konnten drei zentrale Forschungsfragen herausgearbeitet werden, welche mittels des ausgearbeiteten Fragebogens und Experteninterview-Leitfadens untersucht wurden.

Forschungsfrage 1: Ist Bedarf an externer Konfliktbearbeitung in der häuslichen Pflege/Betreuung gegeben? Besteht Bedarf an externer Konfliktbearbeitung?

Die im theoretischen Teil näher beschriebenen potentiellen drei Konfliktfelder (intra-, interpersonal und interdisziplinär) bei der häuslichen Pflege/Betreuung, werden von beiden Zielgruppen (mobile Pflege und Expert/innen) wahrgenommen und bestätigt. Beide Probandengruppen sehen

171

bei der häuslichen Pflege/Betreuung einen hohen Bedarf an externer Hilfe und Unterstützung bei der Konfliktbearbeitung. Hervorzuheben ist, dass das Konfliktfeld ‚innerhalb der Familie/sozialem Umfeld' von beiden Gruppen am öftesten genannt wurde. Gleiches gilt für den ‚interdisziplinären Konfliktbereich', auf den ca. 50% der Nennungen entfielen. Unterschiedliche Beurteilung gibt es beim Konfliktfeld im ‚intrapersonalen Bereich' – mit 85% von den Expert/innen und 54,1% von den mobilen Pflegediensten. Dieses Ergebnis lässt die Vermutung aufkommen, dass die Expert/innen dieses Feld deshalb zu einem höheren Prozentsatz erfahren, weil speziell Personen mit intrapersonalen Konflikten (Pflicht-/Schuldgefühle, Überforderung/fehlende Selbstachtung etc.) vermehrt ihre Dienste nutzen. Ein weiterer Grund mag sein, dass bei Inanspruchnahme eines/r Experten/in das soziale Umfeld nicht zwingend eingebunden und informiert werden muss und somit der Aufwand geringer ist und weniger Überwindung (Scham, Schwäche zeigen, Angst vor Versagen...) seitens der Betroffenen fordert. Werden diese intrapersonalen Konflikte nicht rechtzeitig gelöst, so besteht die Gefahr einer Ausweitung auf das soziale Umfeld und somit auf einen interpersonalen Konflikt. Gerade im Bereich ‚innerhalb der Familie/sozialem Umfeld' werden von den mobilen Pflegediensten die zwischenmenschlichen Konflikte ‚Pflegebedürftige/Angehörige' und ‚Angehörige untereinander' mit 81,3% bzw. 69,1% am öftesten genannt. In diesem Zusammenhang erwähnen die Expert/innen vor allem latente Konflikte aus der Vergangenheit, Rollenkonflikte (vgl. Punkt 4.2.3), der Umgang mit Persönlichkeitsveränderungen der Pflegebedürftigen sowie die Pflichten- und Aufgabenverteilung innerhalb der Familie, der Ausgleich von Geben und Nehmen sowie die finanziellen Belastungen. Diese Ergebnisse decken sich mit dem ersten Teil der Hypothese und untermauern, dass ein Bedarf an Konfliktbearbeitung besteht.

Forschungsfrage 2: Wird der Bedarf durch bestehende Angebote gedeckt?

Wird die Abdeckung des Bedarfs betrachtet, so gilt festzuhalten, dass knapp drei Viertel der mobilen Pflegedienst-Befragten nur eine teilweise Abdeckung des Bedarfs sehen (vgl. Frage 5 Fragebogen). Dem gegenüber steht die Anzahl der die häusliche Pflege betreffenden Fälle/Gespräche/Klienten der Expert/innen. Hier fällt auf, dass der Bedarf im Rahmen des Entlassungsmanagements nahezu vollständig (80-100%) abgedeckt ist. Dies wird auch von den mobilen Pflegediensten bestätigt, die bei den im beruflichen Umfeld zur Verfügung stehenden Konfliktbearbeitungsmethoden die ‚fachliche Pflegeberatung' mit 76,2% am häufigsten als verfügbar/gegeben sehen. Für die Zeit vor und nach einem stationären Aufenthalt, d.h. zur Zeit der tatsächlichen häuslichen Pflege, in welcher auch das intra-, interpersonelle und interdisziplinäre Konfliktpotential steigt, wird das Konfliktbearbeitungsangebot nur spärlich angenommen. Die Anzahl der genannten Fälle/Klienten/Gespräche der Expert/innen, die nicht im Entlassungsmanagement/Sachwalterschaft tätig sind, reicht bis max. 10%. Eine Ausnahme bilden hier die kostenlosen Angebote der freiwilligen Sozialen Hilfsdienste (MiA-Begleiter/innen, Telefonseelsorge) mit zumindest 30%. Die Tatsache, dass das vorhandene Angebot schlecht angenommen wird, deckt sich mit der Aussage der Pflegedienste zu der Frage, wie oft externe Hilfe in Anspruch genommen wurde. Hier wurden nämlich ‚noch nie' und ‚vereinzelt/sehr selten' mit je 40% genannt, obwohl bei knapp neun von zehn Rückmeldungen ein Unterstützungsbedarf bestand und die Beeinträchtigung der Lebens-/Pflegequalität wahrgenommen wird (vgl. Frage 4, 3, 2 Fragebogen). Des Weiteren kann von der Beantwortung der Frage ‚Maßnahmen zur Steigerung/Akzeptanz/Nutzung der Konfliktbearbeitung' abgeleitet werden, dass der Kostenfaktor bei der Inanspruchnahme von derartigen Leistungen eine wesentliche Rolle spielt (vgl. Frage 9 Fragebogen). Andere Gründe für die derzeitige Situation sind einerseits die fehlende Vermittlung/Empfehlung, sowie andererseits auch die mangelhafte Vernetzung (z.B. mobile Dienste mit Konfliktbearbeitungsexperten).

Diese Ergebnisse zeigen auf, dass sowohl Unterstützungsbedarf in der häuslichen Pflege, als auch Angebote seitens der Expert/innen bestehen, jedoch Angebot und Nachfrage hier nicht zueinander finden, es fehlt sozusagen die Verbindung. Mögliche Gründe für die fehlende Verbindung von Angebot und Nachfrage kann die Beantwortung der nächsten Forschungsfrage liefern.

Forschungsfrage 3: Wie bekannt sind die Konfliktbearbeitungsmethoden?

Abgesehen von der ‚fachlichen Pflegeberatung' und ‚Seelsorge/Pfarrer' die eine Bekanntheit von je mehr als 80% haben, sind Konfliktbearbeitungsmethoden (Mediation, MiA-Begleiter, LSB, Aufstellungsarbeit …) bei den Mitarbeiter/innen der mobilen Pflegedienste weniger bekannt. Das Resultat verschlechtert sich noch beachtlich, wird die Frage nach ‚steht in meinem beruflichen Umfeld zur Verfügung' gestellt. 47,5% der Befragten kennen das zur Verfügung stehende Angebot im beruflichen Umfeld nicht. Werden jene, die keine Angabe gemacht haben, noch dazu gezählt, ergeben sich sogar 59,6%. Die generell geringe Empfehlungsrate, z.B. bei ‚Pflegeberatung' mit 45,1% vor ‚Seelsorge/Pfarrer' mit 35,4% und abgeschlagen Mediation/LSB mit um die 10% oder weniger, kann als einer der Gründe für das fehlende Wissen über die Konfliktbearbeitungsangebote gesehen werden (vgl. Frage 7 Fragebogen).

Die Bekanntheit der Konfliktbearbeitungsmethoden ist bei den mobilen Pflegediensten aufgrund ihrer ständigen Tätigkeit in konfliktbehafteten Situation noch deutlich höher als beim durchschnittlichen Betroffenen, bzw. der Durchschnittsbevölkerung. Zieht man diese Tatsache in Betracht, so ist es nicht verwunderlich, dass das bestehende Angebot kaum empfohlen und somit auch wenig genutzt wird. Diese Sichtweise vertreten auch die Expert/innen, die ausnahmslos zu dem Ergebnis kommen, dass der Bekanntheitsgrad der verschiedenen Konfliktbearbeitungsmethoden sehr gering ist.

7.2. Maßnahmen/Empfehlungen

Von den oben genannten Schlussfolgerungen können nachstehende Maßnahmen/Empfehlungen abgeleitet werden:

Enttabuisierung

Das Ansprechen von privaten, familiären Problemen ist in unserem Kulturkreis ein Tabuthema. Der mangelnde Austausch mit anderen Personen über derartige Themen kann zu einem inneren Konflikt führen, welcher sich in der Folge zu einem interpersonellen Konflikt mit dem sozialen Umfeld (Pflegeperson, Familie, Arbeitsstätte, ...) ausweitet. Eine **Enttabuisierung** des Themas Konflikt ist hier dringend notwendig, denn Spannungen und Konflikte sind menschlich und müssen als gesellschaftlich erlaubt gelten, um den zusätzlichen sozialen Druck aus dem Thema zu nehmen. Ohne Tabus fällt es leichter, externe Hilfs-Angebote in Anspruch zu nehmen und so Probleme und Krisen zu überwinden.

Steigerung der allgemeinen Bekanntheit:

Mangelnde Bekanntheit ist ein Hindernisgrund für die Nutzung von Konfliktbearbeitungsmethoden. Ist das Angebot zur Konfliktbearbeitung besser und einem breiteren Personenkreis bekannt, so ist auch die Nachfrage danach höher, und es wird vermehrt in Anspruch genommen.

Zur Steigerung der allgemeinen Bekanntheit der Konfliktbearbeitungsmethoden, vor allem auch für den Einsatz in der häuslichen Pflege/Betreuung, ist vermehrte öffentliche Aufklärungsarbeit notwendig. Zu den bekannten Marketingmaßnahmen zählen Folder, Infoblätter, Leserbriefe in Zeitschriften und Gemeindeblättern, sowie Veranstaltungen etc. Auch müssen digitale soziale Medien (Facebook, …) vermehrt mit einbezogen werden um auch schon bei jugendlichen Mitmenschen ein entsprechendes Wissen aufbauen zu können.

Schulung Professionisten

Der Fragebogen hat bei den Mitarbeitern von mobilen Pflegediensten eine große Wissenslücke über das Angebot aufgezeigt. Genau diese Personen sind es aber, die tagtäglich mit dem Thema und den Betroffenen konfrontiert sind. Daher könnten sie sicherlich am ehesten wirkungsvoll eingreifen. Es wäre daher sinnvoll, wenn ebendiese Mitarbeiter Informationen weitergeben und Empfehlungen aussprechen würden, auch wenn es derzeit (noch) nicht unmittelbar zu ihrem Aufgabenbereich zählt. In regelmäßig abgehaltenen Mitarbeitermeetings könnten verschiedenste Konfliktbearbeitungsmethoden vorgestellt und die Mitarbeiter/innen auf die Verbreitung von Informationen über das im beruflichen Umfeld zur Verfügung stehende Angebot geschult werden. Damit könnte ihr Wissen über die Konfliktbearbeitung signifikant gesteigert und nach außen getragen werden, was wiederum in weiterer Folge zu einer besseren Nutzung des bestehenden Angebots führen würde.

Zur Kompetenzsteigerung, was den Umgang mit schwierigen Konfliktsituationen betrifft, sind Fort- und Weiterbildungsmaßnahmen in allen Professionen des medizinischen Bereichs anzuraten. Speziell Mitarbeiter/innen der mobilen Pflege und Betreuung ist dadurch das frühzeitige und bessere Erkennen von Konfliktpotential möglich, sie können intervenieren und den Betroffenen beratend zur Seite stehen.

Schulung pflegender Angehörige

Die pflegenden Angehörigen sind im Normalfall Laien, einerseits, was die Pflege und andererseits, was den Umgang mit Menschen in Ausnahmesituationen betrifft. Hier kann zusätzlich zu den pflegerisch-fachlichen **Schulungen** der soziale Aspekt gestärkt werden, indem der Umgang mit Persönlichkeitsveränderungen von Pflegebedürftigen, sowie Leitfäden für die Gesprächsführung für pflegende Angehörige mit deren pflegebedürftigen Angehörigen näher gebracht werden. Angelehnt an den bereits bestehenden ‚Mutter-Kind-Pass' könnte ein ‚Pflegebedürftige-Pflegende Angehörige-Pass' oder ‚pflegebedürftige Eltern-Pflegende Kinder-Pass' eingeführt werden. In regelmäßigen Abständen werden beratende Gespräche geführt, die als präventive Maßnahme für die Konfliktbearbeitung gesehen werden können. Bei diesen Beratungen werden z.B. auf Rollenkonflikte, Schuld- und Pflichtgefühle, fehlende Selbstachtung und weitere potentielle Konfliktfelder eingegangen. Diese Coaching- und Begleitmaßnahmen könnten in Form von Hausbesuchen, in Räumlichkeiten die z.B. einmal im Monat von den Gemeinden, Kirche, Sozialversicherungsträgern zur Verfügung gestellt werden oder in eigens dafür eingerichteten Institutionen vorgenommen werden. Um dieses Angebot zu forcieren, könnten mit deren Besuch finanzielle Förderungen verknüpft sein, wie zum Beispiel der Anspruch auf zusätzliches Pflegegeld.

Vermittlung/Empfehlung

Als weitere Maßnahme zur Bekanntheitssteigerung und Inanspruchnahme ist die Empfehlung oder Vermittlung von Konfliktbearbeitungsexperten durch Pflegedienste, Ärzte/Krankenhäuser, Sozialversicherungsanstalten, Kirchen und Gemeinden zu nennen. Speziell das Entlassungsmanagement, welches alle Patienten beim Übergang von der stationären in die häusliche Pflege erfahren, kann sehr einfach für Vermittlungen oder für die Aussprache von Empfehlungen erweitert werden. Die Autorität und die Reputation der Ärzt/innen und Spitäler tragen das Ihrige zur tatsächlichen Nutzung der empfohlenen Methoden und Angebote bei. Dieses Potential gilt es gezielt zu nutzen.

Hausbesuche

Das Angebot von Hausbesuchen durch Professionisten (Lebens-/Sozialberater/innen, Mediator/innen, Coaches, psychosoziale Berater/innen ...), aber auch von freiwilligen Mitarbeiter/innen Sozialer Dienste (MiA-Begleiter), und von Seelsorge kann eine Inanspruchnahme dieser Hilfsdienste erleichtern oder überhaupt erst ermöglichen. Dies gilt speziell für immobile Personen und für jene, die zeitlich keine Möglichkeit sehen. Abgesehen davon, dass dadurch ein Erstkontakt/-gespräch ermöglicht wird, können durch regelmäßig stattfindende Hausbesuche Spannungen und Probleme angesprochen, sowie Konflikte geregelt werden.

Vernetzung/Integration

Eine **Vernetzung** zwischen mobilen Pflege- und Betreuungsdiensten, Ärzten/Spitälern und Konfliktbearbeitungsexperten (Mediator/innen, LSB, Coaches, ...) vereinfacht die Kommunikation zwischen den Professionisten, erleichtert es deutlich, Empfehlungen an die Konfliktbeteiligten auszusprechen und führt somit zu einer vermehrten Inanspruchnahme und Nutzung des Angebots. Eine weiterführende **Integration** eines/einer Konfliktbearbeitungsexpert/in (direkte Einbindung bei mobilen Pflege-/Betreuungsdiensten) kann helfen, die positiven Aspekte der Vernetzung noch weiter zu steigern, da sich Betroffene und Helfende besser abstimmen und rückmelden können, und die Verfügbarkeit der einzelnen zur Verfügung stehenden Kräfte transparenter wird.

Arbeitgeber

Um die beruflichen Verpflichtungen und die in der häuslichen Pflege zu verbessern, wäre – abgesehen von den bereits bestehenden Möglichkeiten, wie z.b. Pflegekarenz oder Pflegewoche, – Unterstützung durch die **Arbeitgeber** wünschenswert. Diese könnte in Form von flexibleren Arbeitszeitmodellen erfolgen, so dass z.b. die während der Pflegezeit entstehenden Fehlstunden nach dieser Zeit wieder abgebaut werden könnten. Von Seiten des Staates könnten für kooperative Arbeitgeber steuerliche Vergünstigungen angeboten werden. Die Kosten für diese Hilfe zur Selbsthilfe würden unter Umständen an anderer Stelle eingespart, so z.b. bei der finanziellen Stützung für Heime/Spitäler, die sonst diese Aufgaben übernehmen müssten.

Finanzielle Stützung

Abgesehen von den physischen, psychischen und finanziellen Belastungen während einer Pflegezeit kann die Finanzierung einer notwendigen externen Unterstützung zur Konfliktbearbeitung für die Betroffenen eine unüberwindliche Hürde darstellen. In derartigen Situationen kann eine staatliche **finanzielle Stützung** z.b. in Form eines Beratungsschecks, Einmalzahlungen oder Teilkostenabdeckung durch Kranken- und Sozialversicherungen hilfreich sein. Auch hier könnte es ausgleichende Einsparungen seitens des Staates bei Heimen und/oder Spitälern geben.

Kostenlose (Erst-)Beratungen

Eine kostenlose (Erst-)Beratung durch Professionisten, wie zum Teil schon üblich, wäre wünschenswert. Idealerweise würde dieses Angebot auch im Rahmen von Hausbesuchen durchgeführt, um immobilen und/oder zeitlich eingeschränkten Personen auch in den Genuss dieser Dienstleistung kommen zu lassen.

Förderung/Stärkung/Aufbau von Selbsthilfegruppen/Vereine

Durch das Bereitstellen von kostenlosen Räumlichkeiten, einem Treffpunkt ,Pflegecafe', aber auch von Austauschplattformen im Internet, wäre in manchen Fällen schon viel gewonnen. Außerdem könnte durch die Kostenübernahme z.b. von Fachexpertenvorträgen im Rahmen von bereits bestehenden oder aufzubauenden Selbsthilfegruppen die Hilfe zur Selbsthilfe durch Gemeinde bzw. Gemeindeverbände gestärkt und damit andere Bereiche entlastet werden.

Diese exemplarisch genannten Möglichkeiten können kurz-, mittel- und zum Teil langfristig helfen die notwendige Konfliktbearbeitung zu etablieren und die durch den demografischen Wandel sicher nicht gerade einfacher werdende zukünftige Situation zu meistern. Die Weichen für unser zukünftiges Altern bzw. Leben im Alter werden jetzt gestellt.

Abschließend noch ein Zitat einer Konfliktbearbeitungsexpertin und MiA-Begleiterin (E10) *„Nur wer einmal in dieser Lage war kann mitreden!"*[308].

---

[308] Experteninterview, E10

ABBILDUNGSVERZEICHNIS

Abbildung 1:   Die Ängste der Bevölkerung   35

Abbildung 2:   Betreuung   im   Krankheitsfall   bzw.   bei
               Pflegebedürftigkeit (bis zu einer Woche) nach Alter und
               Geschlecht   36

Abbildung 3:   Betreuung   bei   längerer   Krankheit   bzw.   bei
               Pflegebedürftigkeit nach Alter und Geschlecht   38

Abbildung 4:   Aspekte der Kommunikation   90

Abbildung 5:   Arbeitgeber/Mobile Soziale Dienste   123

Abbildung 6:   Nationalität   124

Abbildung 7:   Geschlecht   125

Abbildung 8:   Berufsgruppe   126

Abbildung 9:   Geburtsjahr   127

Abbildung 10: Berufserfahrungsjahre   128

Abbildung 11: Unterstützungsbedarf   130

Abbildung 12: Beeinträchtigung der Lebensqualität   131

Abbildung 13: Unterstützungsbedarf in den letzten 12 Monaten   132

Abbildung 14: Hilfe in Anspruch genommen   133

Abbildung 15: Abdeckung des Bedarfs   134

Abbildung 16:   Spannungs- und Konfliktfelder   135

Abbildung 17:   Spannungs- und Konfliktfelder Familie/Soziales Umfeld   136

Abbildung 18:   Angebote zur Konfliktbearbeitung   137

Abbildung 19:   Konfliktbearbeitungsangebot 'Ist mir bekannt '   138

Abbildung 20:   Konfliktbearbeitungsangebot steht in meinem beruflichen Umfeld zur Verfügung   140

Abbildung 21:   Konfliktbearbeitungsangebot 'habe ich selbst schon Angehörigen empfohlen'   141

Abbildung 22:   Konfliktbearbeitungsangebot 'wurde von Angehörigen in meinem Umfeld genutzt'   142

Abbildung 23:   genutzte Konfliktbearbeitungsmethoden   144

Abbildung 24:   Umstände für Inanspruchnahme externer Hilfe   145

Abbildung 25:   Maßnahmen zur Steigerung/Akzeptanz/Nutzung von Konfliktbearbeitungsangeboten   147

TABELLENVERZEICHNIS:

Tabelle 1:   Höhe des Pflegegeldes Stand 2015   40

Tabelle 2:   Überblick ProbandenInnen   152

Tabelle 3:   Interviewleitfaden Fragen 1 - 3 (vgl. Punkt 6.3):   155

Tabelle 4:   Interviewleitfaden Fragen 4 - 5a (vgl. Punkt 6.3):   157

Tabelle 5:   Interviewleitfaden Fragen 6 - 7 (vgl. Punkt 6.3):   159

LITERATURVERZEICHNIS

Atteslander, P.: Methoden der empirischen Sozialforschung, 13., neu bearb. und erweit. Auflage; Berlin: 2010

Bojack, B.: Gewaltprävention; Quedlinburg: 2001

Bundesministerium für soziale Sicherheit, Generationen und Konsumentenschutz: Situation pflegender Angehöriger. Endbericht; Wien: 2005

Bundesministerium für Soziales und Konsumentenschutz: 15 Jahre Pflegevorsorge. Bilanz und Ausblick; Wien: 2008

Continentale Krankenversicherung a.G.: Risiko Pflegebedürftigkeit. Unwissenheit verhindert Vorsorge; Dortmund: 2014

De Philipp, W. (Hrsg.): Systemaufstellungen im Einzelsetting. Platz lassen, Raum geben, 3. Auflage; Heidelberg: 2012

Döbele, M.: Angehörige pflegen. Ein Ratgeber für die Hauskrankenpflege; Heidelberg: 2008

Duden: Das Herkunftswörterbuch. Etymologie der deutschen Sprache, 4., neu bearbeit. Auflage, Bd. 7; Mannheim: Leipzig: Wien: Zürich: 2007

Duden: Das Synonymwörterbuch, 5., vollst. überarbeit. Auflage, Bd. 8; Mannheim: Zürich: 2010

Experteninterview, E1

Experteninterview, E10

Experteninterview, E11

Experteninterview, E12

Experteninterview, E15

Experteninterview, E17

Experteninterview, E18

Experteninterview, E19

Experteninterview, E2

Experteninterview, E4

Experteninterview, E7

Experteninterview, E9

Fuchs-Heinritz, W./**Klimke**, D./**Lautmann**, R. et al.: Lexikon zur Soziologie; 5., überarb. Auflage; Wiesbaden: 2011

Glasl, F.: Konfliktmanagement. Ein Handbuch für Führungskräfte, Beraterinnen und Berater, 11., aktual. Auflage; Stuttgart: 2013

Grawe, K.: Neuropsychotherapie; Göttingen: Bern: Toronto et. al: 2004

Gröning, K./**Kunstmann**, A./**Rensing**, E.: In guten wie in schlechten Tagen. Konfliktfelder in der häuslichen Pflege; Frankfurt am Main: 2004

Haft, F./**Gräfin von Schlieffen**, K.: Handbuch Mediation. Verhandlungstechnik Strategien Einsatzgebiete, 2. Auflage; München: 2009

Hausmann, C.: Psychologie und Kommunikation für Pflegeberufe, 3., überarb. und erweit. Auflage; Wien: 2014

Hellinger, B.: Der große Konflikt. Die Antwort; München: 2005

Hertel von, A.: Professionelle Konfliktlösung. Führen mit Mediationskompetenz, Bd. 6; Frankfurt: 2009

Höglinger, A. (Hrsg.): Loslassen ohne zu vergessen. Zehn Schritte bei Abschied und Trennung; Linz: 2003

Kluge, F.: Etymologisches Wörterbuch der deutschen Sprache, 25., durchg. und erweit. Auflage; Berlin: Boston: 2011

Marchner, G./**Pircher**, E.: Begleitung wirkt. Pflegende Angehörige im Mittelpunkt ehrenamtlichen Engagements. Kurzfassung des Evaluationsberichts bezüglich des Projekts NaMaR; Salzburg: München – Freising: Innsbruck: 2012

Matolycz, E: Pflege von alten Menschen; Wien: 2011

Mayring, P.: Einführung in die qualitative Sozialforschung. Eine Anleitung zu qualitativem Denken; München: 1990, S. 54 zitiert bei Atteslander, P.: Methoden der empirischen Sozialforschung, 13., neu bearb. und erweit. Auflage; Berlin: 2010

Montada, L./**Kals**, E.: Mediation. Psychologische Grundlagen und Perspektiven, 3. Auflage; Basel: 2013

ÖGKV Österreichischer Gesundheits- und Krankenpflegeverband: Kompetenzmodell für Pflegeberufe in Österreich; Wien: 2011

ÖKSA Österreichisches Komitee für Soziale Arbeit: Finanzierung der Pflege in Österreich. Bedarf – Modelle – Perspektiven; St. Pölten: 2008

Poser, M./**Schlüter**, W.: Mediation für Pflege- und Gesundheitsberufe. Kreativ Konflikte lösen; Bern: 2005

Reinisch, J.: Praxisbuch Hauskrankenpflege; Graz: 1999

Rosenberg, M.B.: Gewaltfreie Kommunikation. Eine Sprache des Lebens, 10. Auflage; Paderborn: 2012

Salomon, J.: Häusliche Pflege zwischen Zuwendung und Abgrenzung. Wie lösen pflegende Angehörige ihre Probleme? Eine Studie mit Leitfaden zur Angehörigenberatung, 2. Auflage; Köln: 2009

Schäfer, T.: Was die Seele krank macht und was sie heilt. Die psychotherapeutische Arbeit Bert Hellingers; München: 2000

Schneekloth, U./**Wahl**, H.: Möglichkeiten und Grenzen selbständiger Lebensführung in privaten Haushalten (MuG III). Repräsentativbefunde und Vertiefungsstudien zu häuslichen Pflegearrangements, Demenz und professionellen Versorgungsangeboten; München: 2005

Schneider, J.R./ **Schneider** S.: Familien – Systemaufstellungen in der Einzelarbeit mit Hilfe von Figuren, in De Philipp, W. (Hrsg.): Systemaufstellungen im Einzelsetting. Platz lassen, Raum geben, 3. Auflage; Heidelberg: 2012

Sparrer, I.: Systemische Strukturaufstellungen. Theorie und Praxis; Heidelberg: 2006

Sperl, D.: Ethik der Pflege. Verantwortetes Denken und Handeln in der Pflegepraxis; Stuttgart: 2002

Statistik Austria: Jahrbuch der Gesundheitsstatistik 2013; Wien: 2014

Statistik Austria: Österreichische Gesundheitsbefragung 2006/2007. Hauptergebnisse und methodische Dokumentation; Wien: 2007

Steigele, W./**Lehner**, P.: Wegweiser Pflegebedürftigkeit. Der hilfreiche Leitfaden für Betroffene und Angehörige; Brunn am Gebirge: 2015

Stresius, K./**Castella**, J./**Grochowiak**, K.: NLP & das Familien-Stellen. Ein praxisorientierter Handlungsleitfaden; Paderborn: 2001

Wahrig: Deutsches Wörterbuch, 9., vollst. neu bearbeit. und aktual. Auflage; Gütersloh: München: 2011

Wahrig: Kompaktwörterbuch der deutschen Sprache, 3., leicht aktual. Auflage; Gütersloh: München: 2002

Watzlawick, P./**Beavin**, J./**Jackson**, D.: Menschliche Kommunikation. Formen Störungen Paradoxien, 11. unveränd. Auflage; Bern: 2007

Werth, L./**Mayer**, J.: Sozialpsychologie; Berlin: Heidelberg: 2008

WHO: Grundsatzpapier. Wie lässt sich ein ausgewogenes Verhältnis zwischen den verschiedenen Pflegesettings für ältere Menschen herstellen?; Kopenhagen: 2008

Wied, S./**Warmbrunn**, A.: Pschyrembel Pflege, 3., überarb. Auflage; Berlin: Boston: 2012

Wingchen, J.: Kommunikation und Gesprächsführung für Pflegeberufe. Ein Lehr- und Arbeitsbuch, 3. aktual. Auflage; Hannover: 2014

Wirtschaftskammer Österreich: Memorandum. Lebens- und Sozialberatung. Psychologengesetz 2013; Wien: 2013

Internetquellen

Alojado Publishing: http://www.gutzitiert.de/zitat_autor_max_ frisch_thema_ wahrheit_zitat_1170 .html (28.05.2015, 16:35)

Bundesministerium für Arbeit, Soziales und Konsumentenschutz: http://www.sozialministeriumservice.at/cms/basb/etr/story.html?channel=CH 0008&document=CMS1198239610648 (04.03.2015, 22:44)

Bundesministerium für Arbeit, Soziales und Konsumentenschutz: https://www.help.gv.at/Portal.Node/hlpd/public/content/36/Seite.360523.htm l (25.07.2015, 17:45)

Bundesministerium für Arbeit, Soziales und Konsumentenschutz: Pflegekarenz/Pflegeteilzeit und Familienhospizkarenz/Familienhospizteilzeit. Ein Überblick; Wien: 2014, http://www.sozialministeriumservice.at/cms/site/ attachments//8/0/2/CH0032/CMS1388658615941/broschuere_nov._2014_ pflegekarenz_pflegeteilzeit_web.pdf (12.04.2015, 19:54)

Caritas: http://www.namar.at/fileadmin/storage/salzburg/webseite/microseiten/ namar /MiA_Lehrgangsinhalte.pdf (23.07.2015, 17:12)

Caritas: http://www.namar.at/mia-lehrgang/ (23.07.2015, 17:12)

DBfK Deutscher Berufsverband für Pflegeberufe: http://www.gesundheit. bremen.de/sixcms/media.php/13/ICN-Definition-der-Pflege-DBfK%5B1%5D.pdf (19.07.2015, 19:15)

Deutsches Bundesministerium für Gesundheit: https://www.bundes gesundheitsministerium.de/themen/pflege/pflegebeduerftigkeit/pflegebeduerf tigkeit.html (04.03.2015, 19:27)

Hilfswerk: 24-Stunden-Betreuung zwischen Mythos und Realität. Befunde. Praxis. Zukunftsperspektiven; Wien: 2013, http://www.hilfswerk.at/cms/download/1c5i1/HW-En-quete_25okt2013_ pr%C3%A4 sentation.pdf (13.08.2015, 12:10)

ICN International Council of Nurses: http://www.icn.ch/about-icn/icn-definition-of-nursing/ (19.07.2014, 19:15)

Land Salzburg: http://gesundheitsalzburg.at/angebot/erwachsenengesund heit/pflegeberatung-des-landes-salzburg (01.08.2015, 14:32)

Land Salzburg: http://service.salzburg.gv.at/lkorrj/Index?cmd=detail_ ind&nachrid =45613 (24.07.2015, 21:04)

ÖGCC Österreichische Gesellschaft für Care und Case Management: http://oegcc.at/wp-content/uploads/2013/10/OeGCC_Grundlagenpapier_ 290711.pdf (01.08.2015, 13:39)

RIS Bundeskanzleramt: Rechtsinformationssystem: Bundespflegegeldge-setz (BPGG), §1; Wien: 2015; https://www.ris.bka.gv.at/GeltendeFassung .wxe? Abfrage=Bundesnormen&Gesetzesnummer=10008859 (04.03.2015, 21:39)

SALK Salzburger Landeskliniken: http://salk.at/12964.html (24.07.2015, 19:43)

SALK Salzburger Landeskliniken: http://www.elisabethinen.or.at/fileadmin /user_upload/Downloads/Aktuelles/20150512_Das_neue_Alt_Tagung/Praesen tationen/Praesentation_Uebergangspflege_als_Anstosz_zum_Umdenken.pdf (24.07.2015, 19:40)

Sozialministerium: http://www.sozialministerium.at/site/Soziales/Pflege_und_ Betreuung/Betreu ende_und_pflegende_Angehoerige/Das_Pilotprojekt_Angehoerigengespraech_ (23.07.2105, 15:18)

Sozialministerium: http://www.sozialministerium.at/site/Soziales/Pflege_und_ Betreuung/Betreu ende_und_pflegende_Angehoerige/Das_Pilotprojekt_Angehoerigengespraech_ (23.07.2105, 15:21)

Sozialministerium: http://www.sozialministerium.at/cms/site/liste.html?channel= CH2222&easy read=1#search (25.07.2015, 17:32)

Statistik Austria: Betreuungs- und Pflegepersonen (Vollzeitäquivalente) nach Geschlecht Ende 2013; http://www.statistik.at/web_de/statistiken/menschen _und_gesellschaft/so ziales/sozialleistungen_auf_landesebene/betreuungs_und_pflegedienste/ 080309.html (12.08.2015, 23:03)

Universität Wien: http://konfliktberatung.univie.ac.at/grundlagen-ueber-konflikte/ definition-von-konflikten/ (11.05.2015, 11:52)

Wirtschaftskammer Österreich: http://www.lebensberater.at/psychoso ziale-beratung (01.08.2015, 17:03)

Wirtschaftskammern Österreich: Wirtschaftsrecht. Daheim statt ins Heim, 2015: https://www.wko.at/Content.Node/Service/Wirtschaftsrecht-und-Gewerberecht/Gewerberecht/Gewerberecht-allgemein/Leitfaden_ Personenbetreuer.pdf (27.03.2015, 21:19)

ANHANG

Interview-Leitfaden
Fragebogen

Interview-Leitfaden

1.) Wie schätzen Sie generell den Bedarf an Konfliktbearbeitung im Umfeld der häuslichen Pflege ein?

2.) Bei welchen Spannungs- und potentiellen Konfliktfeldern der häuslichen Pflege sehen Sie besonderen Bedarf an Konfliktbearbeitung?

3.) Welche Methoden zur Konfliktbearbeitung empfinden Sie für die von Ihnen genannten Konfliktfelder als geeignet?

4.) Wie beurteilen Sie die Bekanntheit von Konfliktbearbeitungsmethoden bei pflegenden Angehörigen?

5.) Welche Maßnahmen würden Ihrer Meinung nach den Einsatz von Konfliktbearbeitung in der häuslichen Pflege/Betreuung bekannter und leichter zugänglich machen?

5a) Haben Sie bereits derartige Maßnahmen gesetzt, wenn ja welche?

6.) Wie viele Ihrer Fälle/Klienten/Gespräche entfallen auf die häusliche Pflege/Betreuung?

7.) Gibt es abschließend noch etwas Wichtiges, das Sie zu diesem Thema sagen und ergänzen möchten?

<u>Angaben zur Person</u>

Geschlecht(m/w):

Geburtsjahr:

Berufsbezeichnung (Mediator, Coach, Lebens- und Sozialberater, Seelsorge, ...):

Berufsausübung (hauptberuflich, nebenberuflich, freiwillig,...)

Arbeitsbereiche, in denen Sie tätig sind:

Fragebogen

Angaben zur Person

Geschlecht: ☐ weiblich   ☐männlich

Geburtsjahr: _____   Nationalität: _____

Berufsbezeichnung: ☐ mobile DGKS - Diplomierte Gesundheits- und KrankenpflegerIn

☐ mobile FSBA – Fach- und Diplom-SozialbetreuerIn für Altenarbeit

☐ mobile HeimhelferIn

☐ mobile Haushaltshilfe

☐ PersonenbetreuerIn (24-Stunden-Betreuung)

☐ Sonstige: _____

Berufserfahrung (in Jahren): _____   **Bundesland:** _____
(in dem der Pflegeberuf mehrheitlich ausgeübt wird)

1.) Wie schätzen Sie den Bedarf an Unterstützung bei der Konfliktbearbeitung in der häuslichen Pflege generell ein:

☐	☐	☐	☐	☐
kein / kaum Bedarf	eher wenig Bedarf	mittelmäßiger Bedarf	eher großer Bedarf	sehr großer Bedarf

2.) Was würden Sie sagen: <u>wie oft</u> hat Ihrer Meinung nach bei den von Ihnen betreuten Haushalten in den <u>letzten 12 Monaten</u> die Lebens- und/oder Pflegequalität aufgrund von ungelösten/schwelenden Konflikten bzw. Spannungen gelitten?

☐	☐	☐	☐	☐
noch nie	vereinzelt / sehr selten	hin- und wieder	häufig	sehr häufig

3.) Was würden Sie sagen: <u>wie häufig</u> hat es Ihrer Meinung nach bei den von Ihnen betreuten Haushalten in den <u>letzten 12 Monaten</u> Bedarf an einer beratenden/unterstützenden Hilfestellung von außen gegeben? (z.B. wegen Überforderung, großen Herausforderungen, Spannungsfeldern und Konflikten zw. Angehörigen und Pflegebediensteten, Spannungen im Umfeld mit ÄrztInn/en, Behörden, Familie, Nachbarn etc.)

☐   ☐   ☐   ☐   ☐

noch nie   vereinzelt / sehr   hin- und wieder   häufig   sehr häufig
          selten

4.) Was würden Sie sagen: <u>wie oft</u> haben Sie bei diesen Fällen mitbekommen, dass Angehörige und Pflegebedienstete Hilfe von außen in Anspruch genommen haben? (z.B. Mediatoren, Seelsorger, Selbsthilfegruppen, Lebens- und Sozialberatung, Coaching, etc.)

☐   ☐   ☐   ☐   ☐

noch nie   vereinzelt / sehr   hin- und wieder   häufig   sehr häufig
          selten

5.) Wie gut wird der Bedarf an Hilfestellung zur Konfliktbearbeitung in der häuslichen Pflege Ihrer Meinung nach durch bestehende Angebote gedeckt? (z.B. Mediation, Seelsorge, Selbsthilfegruppen, Lebens- und Sozialberatung, Coaching, etc.)

☐   ☐   ☐   ☐   ☐

gar nicht /   eher schlecht   teilweise   relativ gut   vollständig
kaum

6.) In welchen Spannungs- bzw. Konfliktfeldern erleben Sie in Ihrem Berufsalltag Bedarf an Unterstützung von außen? (Mehrfachantworten möglich)

☐   in der interdisziplinären Zusammenarbeit (zwischen Familie und Behörden, Arzt, Krankenhaus, Pflege- / Betreuungsdienst ...)

☐   innerhalb der Familie / des sozialen Umfelds:
     O Pflegebedürftige / Angehörige
     O Angehörige untereinander
     O Pflegebedürftige untereinander
     O Angehörige und/oder Pflegebedürftige mit Nachbarn
     O Angehörige und/oder Pflegebedürftige mit Bekannten, Freunden
     O Sonstige _____ (bei Bedarf angeben)

☐   im intrapersonalen Bereich (innerhalb einer Person, z.B. Gewissensbisse, Pflichtgefühl, Schuld, Stress, Überforderung ...)

☐   Sonstige _____(bei Bedarf angeben)

7.) Dieses Angebot zur Konfliktbearbeitung ...	ist mir bekannt		steht in meinem beruflichen Umfeld zur Verfügung			habe ich selbst schon Angehörigen empfohlen		wurde von Angehörigen in meinem Umfeld genutzt		
	☐ ja	☐ nein	☐ ja	☐ nein	☐ weiß nicht	☐ ja	☐ nein	☐ ja	☐ nein	☐ weiß nicht
Beschwerdemanagement des Pflege-/Betreuungs-anbieters	☐ ja	☐ nein	☐ ja	☐ nein	☐ weiß nicht	☐ ja	☐ nein	☐ ja	☐ nein	☐ weiß nicht
Mediation	☐ ja	☐ nein	☐ ja	☐ nein	☐ weiß nicht	☐ ja	☐ nein	☐ ja	☐ nein	☐ weiß nicht
MiA-Begleiter / sozialer Hilfsdienst	☐ ja	☐ nein	☐ ja	☐ nein	☐ weiß nicht	☐ ja	☐ nein	☐ ja	☐ nein	☐ weiß nicht
Lebens- und Sozialberatung (LSB)	☐ ja	☐ nein	☐ ja	☐ nein	☐ weiß nicht	☐ ja	☐ nein	☐ ja	☐ nein	☐ weiß nicht
Seelsorge/Pfarrer	☐ ja	☐ nein	☐ ja	☐ nein	☐ weiß nicht	☐ ja	☐ nein	☐ ja	☐ nein	☐ weiß nicht
Selbsthilfegruppe	☐ ja	☐ nein	☐ ja	☐ nein	☐ weiß nicht	☐ ja	☐ nein	☐ ja	☐ nein	☐ weiß nicht
Psychosozialer Dienst	☐ ja	☐ nein	☐ ja	☐ nein	☐ weiß nicht	☐ ja	☐ nein	☐ ja	☐ nein	☐ weiß nicht
Care-/Casemanagement	☐ ja	☐ nein	☐ ja	☐ nein	☐ weiß nicht	☐ ja	☐ nein	☐ ja	☐ nein	☐ weiß nicht
System. Coaching / Aufstellungsarbeit	☐ ja	☐ nein	☐ ja	☐ nein	☐ weiß nicht	☐ ja	☐ nein	☐ ja	☐ nein	☐ weiß nicht
Fachliche Beratung (Pflegeberatung)	☐ ja	☐ nein	☐ ja	☐ nein	☐ weiß nicht	☐ ja	☐ nein	☐ ja	☐ nein	☐ weiß nicht
_____ Sonstige (bei Bedarf angeben)	☐ ja	☐ nein	☐ ja	☐ nein	☐ weiß nicht	☐ ja	☐ nein	☐ ja	☐ nein	☐ weiß nicht
_____ Sonstige (bei Bedarf angeben)	☐ ja	☐ nein	☐ ja	☐ nein	☐ weiß nicht	☐ ja	☐ nein	☐ ja	☐ nein	☐ weiß nicht

8.) Unter welchen Umständen könnten Sie sich vorstellen, dass externe Hilfe von pflegenden Angehörigen zur Konfliktbearbeitung in Anspruch genommen wird? (Mehrfachantworten möglich)

☐ **Empfehlung / Vermittlung durch**
   ○ Pflegedienst
   ○ Krankenhaus, Arzt
   ○ Krankenkassen und Sozialversicherungsanstalt
   ○ Kirche
   ○ Gemeinde
   ○ Sonstige _____(bei Bedarf angeben)

☐ **kostenlose (Erst-)Beratung bei**
   ○ Professionisten (Lebens-/Sozialberater, Mediatoren, Coaches, psychoso ziale Berater,...)
   ○ freiwilligen Mitarbeitern sozialer Dienste, Seelsorge, Kirche ...
   ○ Sonstige _____(bei Bedarf angeben)

☐ **Angebot von Hausbesuchen durch**
   ○ Professionisten (Lebens-/Sozialberater, Mediatoren, Coach, psychosoziale Berater,...)
   ○ freiwillige Mitarbeiter sozialer Dienste, Seelsorge, Kirche ...
   ○ Sonstige _____(bei Bedarf angeben)

9.) Wie beurteilen Sie die nachfolgenden Maßnahmen zur Steigerung der Akzeptanz und Nutzung von Angeboten zur Konfliktbearbeitung?

	☐	☐	☐
finanzielle Stützung für professionelle Konfliktbearbeitung (Beratungsscheck)	sehr sinnvoll	weniger sinn-voll	kann ich nicht einschätzen
Teilkostenabdeckung durch gesetzliche Krankenkassen / Sozialversicherung	sehr sinnvoll	weniger sinn-voll	kann ich nicht einschätzen
Öffentliche Aufklärungsarbeit, dass Spannungen und Konflikte menschlich und erlaubt sind. Tabu durchbrechen.	sehr sinnvoll	weniger sinn-voll	kann ich nicht einschätzen
Vernetzung der mobilen Dienste mit Professionisten im Bereich Konfliktmanagement (LSB, Coach, Mediator,...)	sehr sinnvoll	weniger sinn-voll	kann ich nicht einschätzen
Integration eines (unabhängigen) Professionisten (LSB, Coach, Mediator,...) bei den mobilen Diensten	sehr sinnvoll	weniger sinn-voll	kann ich nicht einschätzen

Fortbildung zur Steigerung der Kompetenzen für MitarbeiterInnen von Pflegediensten, um Konflikte/Spannungen besser zu erkennen und Angehörige zu beraten.	☐ sehr sinnvoll	☐ weniger sinnvoll	☐ kann ich nicht einschätzen
gesetzliche Vorschreibung/Verpflichtung (ähnlich wie bei Lehrlingsmediation)	☐ sehr sinnvoll	☐ weniger sinnvoll	☐ kann ich nicht einschätzen
_____ Sonstige (bei Bedarf angeben)	☐ sehr sinnvoll	☐ weniger sinnvoll	☐ kann ich nicht einschätzen
_____ Sonstige (bei Bedarf angeben)	☐ sehr sinnvoll	☐ weniger sinnvoll	☐ kann ich nicht einschätzen